W0352335

AURÉLIE SILVESTRE

WIR WERDEN GLÜCKLICH SEIN

AURÉLIE SILVESTRE

WIR WERDEN GLÜCKLICH SEIN

Aus dem Französischen
von Nathalie Lemmens

DIANA

Sollte diese Publikation Links auf Webseiten Dritter enthalten,
so übernehmen wir für deren Inhalte keine Haftung,
da wir uns diese nicht zu eigen machen, sondern lediglich
auf deren Stand zum Zeitpunkt der Erstveröffentlichung verweisen.

Zitatnachweis:
S. 67: Die Gedichtzeilen aus A. E. Housmans *To an Athlete Dying Young*
folgt der Übertragung von Hans Wippenfürth, aus:
A. E. Housman, *Die »Shropshire Lad«-Gedichte*, Heidelberg: Mattes 2003.
S. 210: Sir Elton John, *Circle of Life*, dt. *Der ewige Kreis*

MIX
Papier aus verantwortungsvollen Quellen
FSC® C014889

Verlagsgruppe Random House FSC® N001967

Copyright © 2016 by Éditions Jean-Claude Lattès
Die Originalausgabe erschien 2016 unter dem Titel
Nos 14 Novembre bei Éditions Jean-Claude Lattès, Paris
Copyright © der deutschsprachigen Ausgabe 2017
by Diana Verlag, München,
in der Verlagsgruppe Random House GmbH,
Neumarkter Straße 28, 81673 München
Redaktion: Heiko Arntz
Umschlaggestaltung: Eisele Grafik·Design, München
unter Verwendung eines Fotos von © REUTERS/Vincent Kessler
Autorenfoto: © Brigitte Baudesson
Satz: Leingärtner, Nabburg
Druck und Bindung: Pustet, Regensburg
Printed in Germany
Alle Rechte vorbehalten
ISBN 978-3-453-29201-7

www.diana-verlag.de
Besuchen Sie uns auch auf www.herzenszeilen.de
Dieses Buch ist auch als E-Book lieferbar.

Für Gary
Für Thelma

Gedicht, geschrieben von Matthieu
am Abend nach unserer ersten Begegnung

Im Zug,
in meiner Hand,
diese Schönheit,
durch den Horizont
verkürzt.

Die Hitze
eines Seufzens,
der Beschlag
stillt meinen Durst.

Sie dehnt sich aus
im Raum,
und die Zeit
löst sich auf in
Verwunderung,

gefangen von
einem Blick,
dessen Strahlen
die Kurven aus
meinem Weg vertreibt.

Panoramafenster
weit offen
zum Ozean
der Herbstträume hin,

zum Leben
mit all seinen Fäden.
Zu den Kämpfen.
Der Teufel ist dem Engel
begegnet.

Und ich tauche
und ich fliege
ins Unbekannte,
das die Erde schwarz gefärbt.

Das Versprechen im Morgengrauen

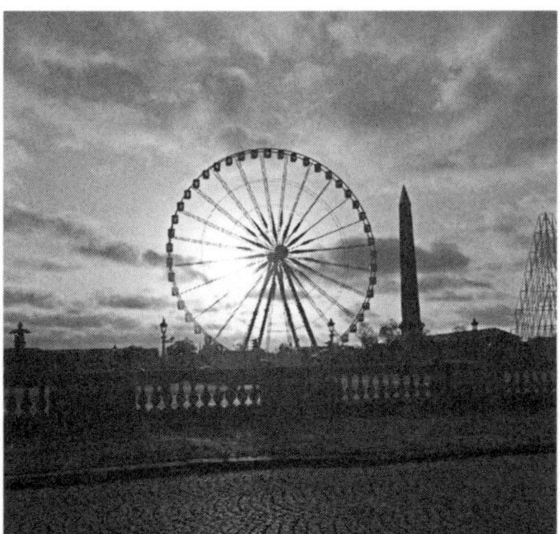

Der Mann meines Lebens und Vater meiner Kinder starb durch die Kugeln von Terroristen. Eine Nacht habe ich mit dieser Nachricht verbracht, und ich weiß nicht, wie ich damit umgehen soll.

Es ist früher Morgen, und ich bin auf dem Weg ins Krisenzentrum der Militärakademie, wo die Angehörigen betreut werden. Mein Sohn schläft noch, und ich lege eine Hand auf meinen Bauch, um meine Tochter zu spüren.

Vom Auto aus sehe ich, wie die Sonne zwischen den Speichen des Riesenrads auf der Place de la Concorde aufgeht.

Ich mache ein Foto.

Ich erhebe mich von meinem Sitz, drücke das Gesicht an die Scheibe wie ein Kind. Nicht alle Schönheit ist aus der Welt verschwunden.

Ich richte mich noch etwas mehr auf, wische die Tränen weg, die über meine Wangen laufen. Die nächsten sind schon nicht mehr dieselben, langsam lassen sie die wichtigste Entscheidung meines Lebens aufkeimen: Ich werde leben.

Besser gesagt: Ich werde weiterleben.

Ich weiß noch nicht, wie ich es anstellen soll, aber ich werde meine ganze Energie darauf verwenden. Das bin ich ihm schuldig, das bin ich uns schuldig.

Wir werden glücklich sein.

Freitag, der 13.

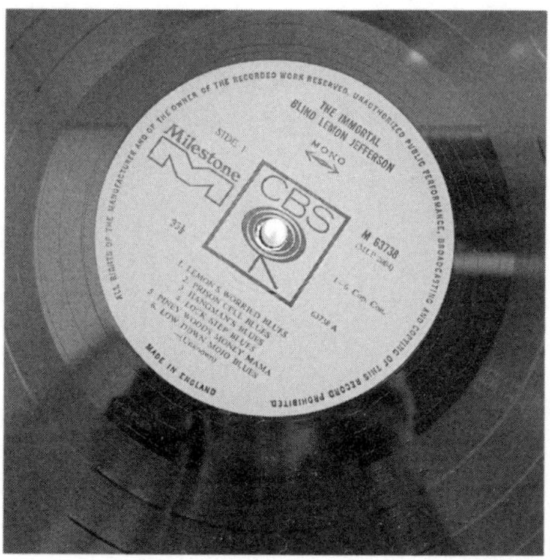

Ich erinnere mich an beinahe jede Minute dieses Tages.

So, als hätten wir bereits gewusst, dass er der letzte war. Ich schildere ihn im Präsens, damit er noch länger andauert.

Matthieu steht als Erster auf, um das Fläschchen und den Kaffee zu machen. Er weckt Gary, ich höre die beiden von unserem Bett aus. Ansonsten ist alles ruhig. Die Anspannung der letzten Tage ist verflogen. Ich gehe zu ihnen in die Küche, ein Kuss für meine Männer, das Frühstück kann beginnen. Matthieu und ich schweigen, wie immer kurz nach dem Aufwachen, nur unser kleines Plappermäulchen ist schon putzmunter. Ich weiß nicht mehr, was Gary alles erzählt, aber er redet und redet und redet. Wir könnten ihm den ganzen Tag zuhören, wenn wir uns nicht fertig machen müssten, um rechtzeitig im Kindergarten zu sein.

Wenn man nicht immer tun müsste, was nun einmal zu tun ist, wäre alles anders verlaufen, daran zu denken ist eine sinnlose Qual.

Matthieu geht unter die Dusche, und ich folge ihm ins Bad, um Gary anzuziehen. Die Wohnung ist groß, aber wir zwängen uns jeden Morgen zu dritt ins Badezimmer. Als brauchten wir unsere tägliche Dosis »Wir«, ehe wir uns über die Stadt verteilen.

Es ist dampfig, es ist warm, Gary redet immer noch.

Ich könnte nicht sagen, wieso ich an diesem Morgen für einen Moment auf die Stopptaste drücke und zusehe, wie Matthieu aus der Dusche kommt. Die Zeit bleibt stehen, damit ich seinen Körper betrachten kann.

Ich fange unten an.

Zuerst die Füße, über die ich mich so gern lustig mache. Das fast schon anmutig wirkende Muttermal auf dem rechten großen Zeh, als hätte sich dieser durch zu viel Fußballspielen dunkel verfärbt.

Dann die Beine, fest und behaart.

Der knackige Hintern.

Der leichte Bauchansatz, der ihm Komplexe bereitet, mich jedoch rührt – er, seine attraktiven Seiten und seine winzigen Fehler, er, einfach menschlich.

Die schmalen Arme und seine Hände.

Wie habe ich seine Hände geliebt.

Ich erinnere mich daran, wie ich sie zum ersten Mal flüchtig berührt habe. Sie waren so zart, so weich. Bis zu jenem Tag hatte ich immer geglaubt, alle Männerhände wären wie die meines Vaters: trockene, raue Arbeiterhände. Matthieus Hände waren schlank und elegant, sie sprachen von Musik.

Schließlich wandert mein Blick zu seinem Hinterkopf. Als man mir Gary kurz nach der Geburt auf den Bauch legte, war das das Erste, was ich sah: Er hatte den gleichen Nacken wie Matthieu, einen niedrigen, geraden Haaransatz. In dem Film *Yi Yi* von Edward Yang fotografiert ein kleiner Junge die Hinterköpfe der Leute, einen Teil von ihnen, den sie selbst nicht kennen. Das habe ich als Erstes getan, als ich meinen Sohn kennenlernte.

Aber ich habe keine Zeit, über *Yi Yi* zu reden.

Matthieu zieht sich an. Wir müssen uns beeilen, um in den Kindergarten zu kommen.

Wenn ich nicht einschlafen kann, wenn in der Nacht zu viele Ängste widerhallen, dann denke ich an diesen Moment in der Wärme unseres Badezimmers zurück.

Ich rufe mir Matthieus Körper in Erinnerung.

Fast wie ein Gebet.

Seit dem 13. November schlafe ich ein mit Matthieu als Hologramm.

Kurz nachdem sie sich auf den Weg zum Kindergarten gemacht haben, schicke ich Matthieu eine SMS.

Ich liebe dich, du bist ein fantastischer Vater, ich bin glücklich.

Ich will den Streit von vor zwei Tagen endgültig hinter uns lassen, ihn in Erinnerungsschnipsel verwandeln.

Wir haben uns den ganzen 11. November gestritten, dass die Fetzen flogen. Ich wollte im Bett bleiben, und Matthieu hatte beschlossen, »ein bisschen« zu arbeiten, was unter Umständen auch sehr lange dauern konnte, falls ihm das Alternativprogramm nicht zusagte. Das Wetter war schlecht, es würde ein langer Tag werden. Ich schlug vor, mit Gary rauszugehen und ihm die weihnachtlich geschmückten Schaufenster zu zeigen. Matthieu zögerte, sich uns anzuschließen. Es fiel ihm oft schwer, sich zu entscheiden. Bevor er etwas tat, legte er in seinem Kopf immer erst einmal eine Excel-Tabelle an, in der er alle Optionen gegeneinander abwog. Er fand stets die beste Lösung, aber es dauerte seine Zeit. Und Zeit habe ich nicht. Nie. Ich weiß nicht, wieso ich immer so gestresst bin.

Der Morgen zog sich wie Kaugummi, bis Gary irgendwann ungeduldig wurde und ich auch. Und da sagte ich diesen unseligen Satz: »Ach, lass gut sein, Matt. Es ist sowieso einfacher, wenn du nicht dabei bist.«

Manche Sätze würde man gern zurücknehmen können.

An diesem Freitag steht bei mir als Erstes ein Treffen mit einer Journalistin im Terminkalender. Ich arbeite in der Modebranche, und »Treffen mit Journalistinnen« gliedern meine Wochen. Wir suchen uns ein nettes Lokal, nennen das Ganze Arbeitsfrühstück und verbringen zwei Stunden damit, einander aus unserem Leben zu erzählen. An diesem Morgen lässt sie mich kaum zu Wort kommen.

Das wandelnde Klischee. Jung, hübsch, dünn, Liebeskummer, der sie gerade völlig fertigmacht, aber aus dem sie gestärkt hervorgehen wird.

Manche Leute haben einfach diese Fähigkeit zu glauben, sie stünden zu Recht jederzeit im Mittelpunkt. Sie schaffen es, aus jeder Kleinigkeit, die ihnen widerfährt, eine Abenteuergeschichte zu machen. Bei Familientreffen führen sie das große Wort und lenken mit belanglosen Anekdoten alle Aufmerksamkeit auf sich, davon überzeugt, dass sich die ganze Welt um sie dreht. Während ich mich immer irgendwie frage, was ich da überhaupt soll.

Selbst dieses Buch zu schreiben erscheint mir so furchtbar anmaßend: Wen könnte mein Leben schon interessieren?

Den Termin beim Augenarzt habe ich schon lange vorher vereinbart, ich kann ihn nicht absagen. Dabei würde ich am liebsten nach Hause zurückkehren, in meinen Kokon, zu meinen Lieben. Heute denke ich, dass es vielleicht besser gewesen wäre, blind zu sein, als die kommenden Stunden zu sehen. Aber natürlich habe ich gewartet, bis ich beim Arzt drankam, wie immer mit der üblichen Stunde Verspätung.

Zum ersten Mal habe ich Gary nicht abgeholt. Matthieu ist für mich eingesprungen. Ich weiß, dass er mir deswegen nicht böse war, im Gegenteil.

Als ich nach Hause komme, schwappt mir ihr Lachen wie kleine, ausgelassene Wellen aus dem Badezimmer entgegen. Matthieu ist klatschnass, weil er in der Wanne einen Sturm veranstaltet hat, Garys Freude spritzt alles voll.

Er hat mir eine *Elle* gekauft und bringt mir eine Cola Zero. Ich soll mich auf dem Sofa entspannen, heute Abend kümmert er sich um alles.

Er legt eine CD ein.

Es ist die letzte Musik, die wir zusammen hören, ohne es zu wissen.

Niemand hat die CD weggeräumt, sie liegt immer noch im Player.

Sie heißt »The immortal«.

Gegen acht Uhr essen wir drei gemeinsam zu Abend. Matthieu hat es nicht eilig, ist sich nicht einmal sicher, ob er überhaupt zu dem Konzert gehen soll, er zieht den Moment in die Länge.

Er bringt Gary ins Bett.

Sagt zu ihm: »Ich hab dich lieb. Bis morgen.«

Nichts deutet darauf hin, dass ein Tsunami bevorsteht.

Es ist Freitag, unser Sohn schläft nach dem letzten Kuscheln ein, unsere kleine Tochter bewegt sich ein wenig in meinem Bauch.

Es ist Freitag, und Matthieu ist aufgekratzt.

Ich erinnere mich daran, weil das bei ihm ziemlich selten vorkam. Er war ein sehr gleichmütiger Mensch, immer eben weit von Freude und Ärger entfernt, nie genervt, aber auch niemals euphorisch.

An diesem Abend ist das anders, und ich mache mich ein bisschen lustig über seine gute Laune.

Er freut sich darauf, zu einem Konzert zu gehen. Auch wenn er die Eagles of Death Metal eigentlich gar nicht so richtig kennt. Er hofft, eines der Bandmitglieder der Queens of the Stone Age werde mit von der Partie sein. Typisches Fan-Verhalten: Er war bei allen Auftritten von Shaka Ponk, in der Hoffnung, Bertrand Cantat auf der Bühne zu sehen.

Musik ist der Lebensatem meines Mannes, ohne sie kann er nicht sein. In seinen Ohren klingt Rock, aber auch Blues, seit ich ihm einen Plattenspieler geschenkt habe. Er spielt E-Bass und Kontrabass, und abends liest er Musikerbiografien.

Wir sind oft zusammen ausgegangen, um Musik zu hören. Wir haben Konzerte besucht, sind ins Theater gegangen. Seit Garys Geburt haben wir uns angewöhnt, getrennt wegzugehen, und es hat uns nie etwas ausgemacht.

Es wird Zeit, er muss los.

Er verspricht mir, nicht zu spät zurückzukommen.

Er schlingt sich einen meiner Schals um den Hals, es ist mein Lieblingsschal.

In seiner Tasche steckt ein Bild von einem Paar Schuhe, das er mir zu Weihnachten schenken will.

Er geht.

Um 21 Uhr 46 schickt er mir eine SMS: »*Das rockt.*«

Um 21 Uhr 46 und ein paar Sekunden zu viel betreten die Terroristen das Bataclan.

Die Hand meines Vaters

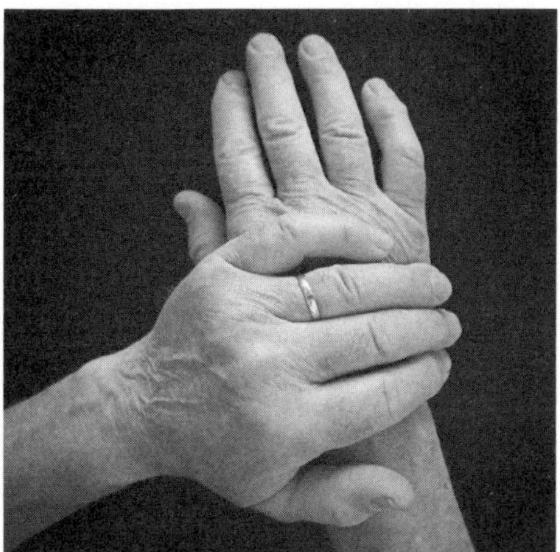

Am Samstag, den 14. November, um fünf Uhr morgens, sagt mir eine Stimme am Telefon, dass Matthieu am Leben sei, dass er »keinen Kratzer« abbekommen habe. Sie weiß nicht, wo er ist, aber er wird nach Hause kommen. Alice, James und Harold, unsere Freunde, suchen ihn überall.

Vierundzwanzig Stunden, in denen sie von Krankenhaus zu Krankenhaus rennen, von einem psychologischen Beratungszentrum zum nächsten, vierundzwanzig Stunden, in denen sie durch die in ihrem Grauen erstarrte Stadt irren. Er muss ja irgendwo sein, früher oder später werden sie ihn finden, ich glaube daran, ohne daran zu glauben.

Jedes Mal, wenn ich Alice am Telefon habe, wiederholt ihre singende Stimme: »Mach dir keine Sorgen, Mäuschen, wir bringen dir deinen Matt zurück.«

Mit jeder neuen Stunde schrillen die Alarmglocken in meinem Innern lauter.

Am Samstagabend haben sie alle Adressen abgeklappert, die einen Funken Hoffnung versprechen. Schließlich haben sie sich dazu durchgerungen, zur Militärakademie zu gehen. Dort wird viertelstündlich die Liste der Verletzten und Getöteten aktualisiert.

Gegen zweiundzwanzig Uhr taucht Matthieus Name auf.

Auf der falschen Seite der Tafel.

Die Stimme von fünf Uhr morgens hatte sich geirrt.

Alice bittet den Polizisten, dessen Aufgabe es ist, die Familien zu informieren, ihr das zu überlassen. Sie will, dass eine befreundete Stimme die schreckliche Nachricht überbringt. Sie ruft meinen Vater an, der zusammen mit meiner Mutter mit dem ersten Zug gekommen ist. Ich weiß nicht, woher sie den Mut dazu genommen hat, die Katastrophe zu verkünden.

Ich habe mich gerade hingelegt, als Alice mit meinem Vater spricht. Seit zwei Tagen habe ich nicht mehr geschlafen, ich bin am Ende meiner Kräfte. Meine Schwester Fabienne, die in einem Vorort westlich von Paris wohnt, ist gerade erst wieder nach Hause gefahren. Sie und ihr Mann Yves haben die Nacht des 13. November und den ganzen darauffolgenden Tag bei mir verbracht. Auch Yves ist nach dem Anschlag durch Paris gefahren, um Matthieu zu suchen.

Meine Mutter ruft Fabienne an, um ihr das Entsetzliche mitzuteilen. Weinend bricht sie auf dem Küchenfußboden zusammen, dann kommen die beiden zu uns zurück. Meine Eltern warten, bis sie da sind, ehe sie es mir sagen.

Mein Vater setzt sich auf mein Bett.

»Matthieu ist tot«, sagt er leise.

In meinem tiefsten Inneren wusste ich es schon, aber jetzt höre ich es zum ersten Mal.

Matthieu ist tot.

Ich werde es noch oft wiederholen müssen, bevor ich es wirklich glaube.

Matthieu ist tot. Matthieu ist tot.

Ich weiß nicht, wohin sich mein Geist in diesem Moment zurückzieht, in welchem Winkel meiner Schockstarre oder meiner Angst er sich versteckt. Mein Körper begreift als Erster. Ich muss mich übergeben, immer wieder übergeben.

Mein Vater, meine Schwester und meine Mutter sitzen auf meinem Bett. Yves läuft im Flur auf und ab. Ich sehe ihn in regelmäßigen Abständen an der Tür vorbeigehen.

Ein trauriges Metronom, das mir einhämmert: Matthieu ist tot, Matthieu ist tot.

Ich nehme an, dass wir geredet haben. Wir müssen einander in den Armen gehalten haben. Wir müssen etwas getrunken haben. Wir haben sicher viel geweint. Wir haben zweifellos sehr wichtige Dinge gesagt. Vielleicht habe ich es sogar geschafft, einen Scherz zu machen. Ganz bestimmt.

Ich habe alles vergessen, denn Matthieu ist tot.

Als diese Raumzeitverwerfung endet, kehre ich in das zurück, was noch für ein paar Stunden »unser Bett« ist. Mein Vater folgt mir. Er legt sich neben mich.

Er nimmt meine Hand.

Hält sie die ganze Nacht hindurch. Sobald ich mich ein bisschen bewege, drückt er sie fester.

Ich weiß, dass dies die letzte Nacht meines früheren Lebens ist, ein paar eisig kalte Stunden, die ich wie versteinert dahineilen sehe.

Es fühlt sich an wie ein Moment außerhalb der Zeit: Solange es nicht wieder hell wird, ist das alles nicht real. Morgen früh werde ich um tausend Tonnen schwerer sein, alles wird zusammenbrechen.

Mein Vater weiß es vielleicht nicht, aber dass er in dieser Nacht meine Hand gehalten hat, hat mich zweifellos gerettet. Dank dieser Nacht habe ich begriffen, dass ich nicht allein sein werde. Niemals. Er wird da sein, in meiner Nähe. Und er wird noch fester drücken können.

Der Engel des rechtsmedizinischen Instituts

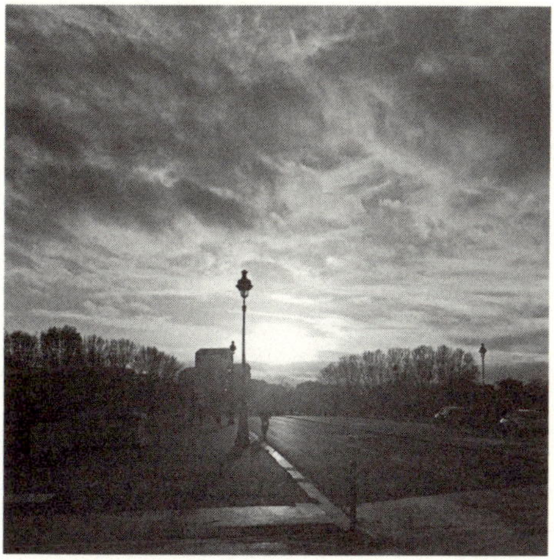

Vier endlose Tage vergehen nach der Nachricht von Matthieus Tod, bis man uns anruft, um uns zu sagen, dass er in der Rechtsmedizin ist. Vier Tage, in denen ich beim ersten Klingeln des Telefons aufspringe und jedes Mal gleich wieder auflege, um nur ja nicht den einen Anruf zu verpassen. Vier Tage, in denen ich langsam, aber sicher verrückt werde.

Matthieu hat mich nie länger als ein paar Stunden ohne Nachricht gelassen, und ich verbringe fast eine halbe Woche damit, mich zu fragen, wo seine Leiche ist.

Am Dienstag gibt uns eine Stimme am anderen Ende der Leitung endlich einen Termin, nennt uns einen Zeitraum, in dem wir ihn sehen können.

Mittwoch, 18. November, 14 Uhr 30 bis 17 Uhr. Man könnte fast meinen, es ginge um Fußballtraining.

Zu wissen, wo er ist, tröstet mich.

Alle drängen mich, hinzugehen und ihn ein letztes Mal zu sehen.

Ich weigere mich.

Ich kann mit all den guten Ratschlägen nichts anfangen. Was ich angeblich zu tun habe, um »zu trauern«. Diese Geschichte von den fünf Phasen, die man durchlaufen muss, kommt mir vor wie eine Bedienungsanleitung. Mir sagt das nichts. Genauso ging es mir, als ich Gary erwartete und die Leute mir Bücher über Schwangerschaft oder das Muttersein schenkten. Als gäbe es nur eine Kategorie Babys und einen einzigen Weg, Eltern zu sein.

Ich mag das Gefühl, mich selbst mit den Dingen auseinanderzusetzen.

Und dabei will ich nur auf mich selbst schauen.

Außerdem hasse ich es, dass mein Leben anfängt, einem schlechten Film zu gleichen.

Ich sehe die Szene schon vor mir – die junge, blonde, schwangere Witwe, die den Aufbahrungsraum betritt, um sich von ihrem Mann zu verabschieden.

Hilfe.

Mein Psychologe stimmt mich schließlich um.

Er macht mir klar, dass es nicht Matthieu ist, den ich dort sehen werde, sondern seine Leiche. Dass das Leben allmählich wieder weitergehen kann, wenn ich ihn im Tod gesehen habe. Dass dies kein Film ist und dass ich mich dem stellen muss.

Ich muss seinen leblosen Körper sehen.

Einverstanden.

Ich gehe hin.

Als wir ankommen, beginnt es gerade zu dämmern. Das gleiche Licht wie am Morgen des 15. November, als die Sonne zwischen den Speichen des Riesenrads auf der Place de la Concorde spielte. Ich mache ein Foto.

Meine Schwiegereltern, Michelle und François, sind dabei, meine Eltern und meine Schwester.

In dieser Reihenfolge betreten wir das rechtsmedizinische Institut am Ufer der Seine, wo braune Tränen fließen.

Man lässt uns in einem kleinen Raum warten.

Die Psychologin des Instituts empfängt uns.

In meiner Erinnerung leuchtet sie wie ein Engel. Alterslos. Ihr Haar ist kurz, grau. Sie trägt eine weiße Bluse, vorn sehr sorgfältig gebügelt und hinten zerknittert, eine komische Bluse.

Ihr eindringlicher Blick.

Ihre Ausstrahlung.

Jedes Wort sorgfältig wählend, erklärt sie uns, dass Matthieu unter einem weißen Tuch liege, er habe einen Verband um den Kopf.

Einen Verband um den Kopf?

»Er wurde am Kopf getroffen?«

»Ja.«

Ich sinke auf meinem Stuhl zusammen. Ich bin eines dieser kleinen Holzpferdchen, die man Kindern kauft: Drückt man auf den Knopf unter ihrem Sockel, fallen sie abrupt in sich zusammen. Fabienne stürzt auf mich zu, sie glaubt, ich sei ohnmächtig geworden, aber ich bin bei klarem Bewusstsein, viel klarer als in den Tagen, die hinter uns liegen.

Ich kann wieder atmen. Matthieu ist sofort gestorben.

Er hat nicht stundenlang im Bataclan im Sterben gelegen, während die Polizei draußen untätig geblieben ist. Hat nicht einen ganzen Tag lang im Krankenhaus vor sich hin gedämmert und darauf gewartet, dass ich zur Tür hereinkomme.

Seit fünf Tagen zerreißt mir die Vorstellung, er könnte gelitten haben, das Herz. Jetzt weiß ich, dass er keine Zeit mehr hatte, die Schmerzen zu spüren.

Hat er begriffen, was passierte?

Ich weiß es nicht, aber mein Geliebter hat nicht stundenlang dem Tod entgegengesehen.

Um 21 Uhr 46 hat er mir seine letzte SMS geschickt. Ein paar Sekunden später sind sie in den Saal gestürmt, und eine ihrer ersten Kugeln hat ihn niedergestreckt. Das ist fürchterlich, es ist grässlich, aber der Tod kam schnell wie ein Fallbeil, er war keine endlose, sadistische Folter.

Meine Schwiegereltern betreten den Raum, um sich von ihrem Sohn zu verabschieden.

Meine Eltern betreten den Raum, um sich von ihrem Schwiegersohn zu verabschieden.

Währenddessen schleppen meine Schwester und ich das, was von uns noch übrig ist, durch diesen schmalen, gelben Flur, der mich ans Internat erinnert.

Wir reden nicht miteinander, Worte würden nur Leere umschließen. Ich spüre ihre Hand auf meinem Arm, und das genügt. Erst war da die Hand meines Vaters, jetzt ist es die meiner Schwester. Sie ist da, sie wird immer da sein.

Hinter jeder Tür des Flurs beweinen Menschen ein zerbrochenes Schicksal, eine zerbrochene Familie.

Wir sind dran.

Kurzes Innehalten vor der geschlossenen Tür.

Ich schaue auf meine Füße, meine Hände liegen auf meinem dicken Bauch. Beim Gedanken daran, ihn zu sehen, spüre ich immer noch Schmetterlinge im Bauch. Ich realisiere nicht genau, was gerade geschieht. Das alles ist so unwirklich. Die Psychologin – der Engel – fasst mich am Arm und flüstert mir zu: »Ich bin da. Wir können jetzt miteinander reden oder gleich danach, ganz wie Sie wollen.«

Einmal tief einatmen. Ein wissender Blick, dann gehen wir hinein.

Die Szene hat etwas völlig Absurdes, ich muss an die Aufgabe in dieser Kochshow denken, wo die Kandidaten einen stockfinsteren Raum betreten und fünf Minuten Zeit haben, um ein Gericht zu probieren, das sie sich einprägen und anschließend möglichst genau nachkochen sollen.

Ich weiß, dass ich Matthieu nach diesen fünf kurzen Minuten nie mehr in Fleisch und Blut wiedersehen, sondern für immer mit einer Erinnerung leben werde, die mit der Zeit verschwommen und blass werden wird. Nur eine Erinnerung, keine Zukunft mehr.

Ich gehe hinein.

Da liegt er, hinter einer Scheibe, unter einem weißen Tuch, das nur sein Gesicht frei lässt.

Ich sehe seinen Fuß nicht und das Muttermal auf seinem Zeh, ich sehe seinen knackigen Hintern nicht und seinen leichten Bauchansatz, auch nicht seine schlanken Hände.

Nur sein verbundenes Gesicht.

Ich betrachte ihn wie ein Kunstwerk in einem Museum.

Er ist so schön.

Mich erfasst eine unendliche Zärtlichkeit für diesen Mann, der mir so viel gegeben hat, und ich spüre, wie sie jede Faser meines Körpers durchströmt.

Mir ist warm. Meine Atmung verlangsamt sich. Meine Füße verankern sich im Boden. Ich bin da, hier und jetzt. Er ist da. Wir beide sind da, zusammen. Meine Fäuste lockern sich. »Ich glaube an die Zeit, die für uns innehält«, hatte er in einem Gedicht geschrieben, kurz bevor er für mehrere Wochen nach Lissabon fuhr.

Ich bin bei ihm, und ich bin beruhigt. Der Krieg, den ich seit fünf Tagen führe, hat die Schwelle seiner letzten Ruhestätte nicht überschritten.

Der Moment ist schön, rein und friedlich.

Ich schließe die Augen. Unser Leben zieht als Super-8-Film an mir vorbei. Mir ist bewusst, was für ein Glück ich hatte, von einem Mann wie ihm geliebt zu werden und dass er nun ohne einen Schatten zwischen uns von mir geht.

Ich beginne zu flüstern. Ein anhaltender Strom von Worten, ein leises, zärtliches Lied, das tausend Jahre dauern könnte.

Mach dir keine Sorgen unsere leidenschaftliche Liebe macht mich stark ich schaffe das ich übernehme deinen Part das verspreche ich dir mein Liebster ich schwöre dir dass wir glücklich sein werden mach dir keine Sorgen wir werden glücklich sein.

Als ich nach diesem letzten Rendezvous mit meinem toten Geliebten den Raum verlasse, scharen sich die vier Eltern hastig um mich. Sie fürchten, ich könne zusammenbrechen, aber ich fühle mich leichter.

Matthieu ist sofort gestorben, Matthieu ist immer noch schön wie ein Gott.

Die Psychologin – der Engel – führt mich von dem Gedränge fort.

Sie hält meinen Arm, begleitet mich entschlossenen Schrittes zum Ausgang und sagt: »Sie sind von viel Liebe umgeben. Das schenkt Kraft, und ich weiß, dass es Ihnen wenn nötig auch gelingen wird, sich davor zu schützen.«

Ich fühle mich ein wenig benommen. Ich ahne, dass diese zwei Sätze wichtig sein werden, aber noch denke ich nicht weiter darüber nach.

Mittlerweile habe ich es verstanden: Ich muss daran glauben, dass ich fähig bin, dieses neue Leben, das sich mir aufzwingt, zu bewältigen, und ich darf keine Angst davor haben zu kämpfen, manchmal auch erbittert zu kämpfen, um mich nicht von den Ängsten der anderen auffressen zu lassen.

Ich werde den Engel aus dem rechtsmedizinischen Institut wahrscheinlich nicht wiedersehen, aber ich werde ihn niemals vergessen.

Ein letzter Kuss

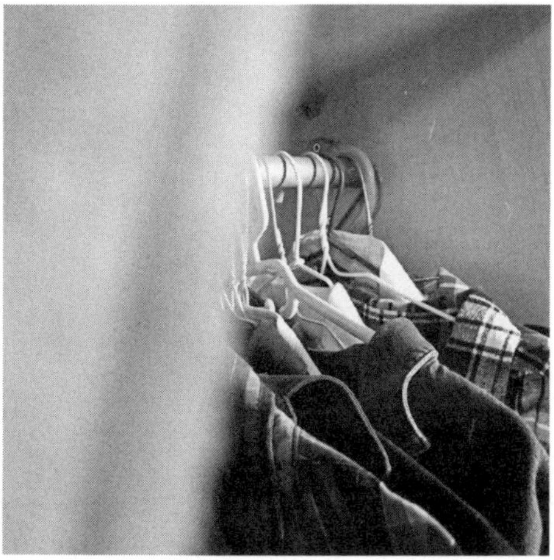

Samstag, Sonntag, Montag, Dienstag, Mittwoch, Donnerstag, die Tage spielen verrückt – noch bevor ich das Geringste begriffen habe, zählen sie schon den Countdown meines Lebens ohne ihn herunter.

Ich weiß nicht, wie die Tage vergehen, sie verstreichen losgelöst von allem anderen, gliedern sich nach einer eigenen, irrwitzigen Logik. Ich muss Matthieus letzten Abschied vorbereiten. An tausend Dinge denken, während alles Denken ausgelöscht zu sein scheint, muss Hunderte Sätze sagen, während kein einziges Wort einen Sinn ergibt.

Nicht einmal eine Woche, seit er fort ist, und trotzdem scheint mir, als hätte sich ein ganzes Jahrhundert Müdigkeit auf mich herabgesenkt. An diesem Donnerstagnachmittag habe ich das Gefühl, ich könnte es schaffen, allein in unserem Zimmer zu sein. Bisher habe ich immer bis zur völligen Erschöpfung gewartet, bevor ich in dieses Bett gefallen bin, das zu groß für mich ist.

Diesmal kann ich mich hinlegen, ein wenig schlafen, um zu vergessen, wenn das nur möglich wäre.

Ich bin kurz vor dem Einschlafen, als ein Anruf kommt.

Wir können den Leichnam abholen.

Wir müssen sofort zum Bestatter, um einen Sarg auszusuchen.

Meine Schwiegermutter will, dass ich etwas zum Anziehen für Matthieu mitbringe.

Seit dem Abend des 13. November habe ich seinen Teil des begehbaren Kleiderschranks nicht mehr geöffnet.

Als die Polizei an diesem Abend das Gebäude stürmte, sah ich unter den Menschen, die paarweise, die Hände über dem Kopf, das Bataclan verließen, eine schwankende männliche Gestalt, die Matthieus blau-rot kariertes Hemd trug.

»Das ist Matthieu, da«, rief ich.

Ich sprang auf, um ihn Fabienne und Yves mit wild auf den Bildschirm hämmerndem Finger zu zeigen. Um ihnen den Beweis zu liefern. Um sie zu überzeugen. Um selbst daran zu glauben. Um ihn noch einmal zu berühren.

»Das ist Matthieu, er lebt.« Er ist aus der Hölle zurück, und er hat mich nur deshalb nicht angerufen, weil er als Geisel gehalten wurde, das ist doch eine nachvollziehbare Entschuldigung! Gleich wird das Telefon klingeln. Wir werden miteinander reden. Wir werden einander sagen, wie abgöttisch wir uns lieben, dass wir das Leben lieben. Ich werde ihm einen Apfelkuchen backen für nachher, wenn er nach Hause kommt. Einen Apfelkuchen, wie ihn seine Mutter immer für ihn gemacht hat, mit Marmelade obendrauf. Nach diesem Albtraum wird er Trost brauchen.

Um ganz sicher zu sein, ging ich zu seinem Kleiderschrank und sah nach.

Das blau-rot karierte Hemd war da.

Aufgehängt, sauber, frisch gebügelt.

Es war da, es blinkte geradezu, so sehr war es da. Ich zog den Vorhang wieder vor. In meinen Schläfen hämmerte die Panik.

Ich muss also an seinen Kleiderschrank, beim Bestatter warten sie auf mich. Ich muss auswählen, was er als Letztes tragen soll. Wie zieht man seinen Mann für die Ewigkeit an? Leger oder elegant? Was für ein Witz.

Die Tür zu seinem begehbaren Kleiderschrank zu öffnen ist, als fiele ich in einen bodenlosen Schacht aus Trauer.

Der ganze Matthieu ist da.

Links seine Unterhosen und seine unordentlich durcheinanderliegenden Socken, rechts seine Hemden, fast alle kariert. Unten seine Sporttasche, oben seine Pullover für die Uni. Und dann, in der Mitte, seine Jeansjacke. Die ich ihm erst nach langem Überlegen geschenkt hatte und die er seitdem immer trug. Er hatte sie so oft an, dass ich es nicht einmal schaffte, sie ihm für ein paar Stunden zu entreißen, um sie zu waschen. Sie hat Filzstiftspuren auf der Tasche, die Gary dort hinterlassen hat, oben links, auf der Höhe des Herzens.

Ich vergrabe den Kopf in seiner Jacke.

Ich atme seinen Geruch ein, ich sauge meine Lungen mit ihm voll. Ich schließe die Augen und atme seine Gegenwart ein.

Ich spüre, wie er den Blick auf mich richtet. Diesen Blick, der mir sagt: »Ich liebe dich genau so, wie du bist«, und wir küssen uns.

Ich spüre, wie sich mein Gesicht in seine Halsbeuge kuschelt, mein Versteck, und wir schlafen ein.

Ich spüre, wie sich meine Hand in die Gesäßtasche seiner Jeans schiebt, und wir brechen auf zu einem Spaziergang durch Paris.

Ich spüre, wie meine Füße die seinen berühren, und wir lachen.

Ich spüre seine Hand in der meinen, und wir beschließen, in Urlaub zu fahren.

Neben der Stimme ist es der Geruch, der am meisten fehlt. Der echte, nicht der eines Parfüms. Nein, der Geruch, der fehlt, ist der, den man auswendig kennt, der, den unsere Nase jeden Tag auffängt. Der Geruch, der sich im Laufe der Stunden verändert. Frühmorgens ist es der Geruch des Kopfkissenbezugs, auf dem er geschlafen hat. Später ist es der Geruch des Duschgels im Bad. Mittags der Geruch von Kaffee und Zigaretten im Arbeitszimmer. Und manchmal ist es auch der Geruch seiner Schuhcreme – im Gegensatz zu mir hat er seine Schuhe immer geputzt. Was fehlt, sind all diese Duftspuren, die einem sagen, dass der andere noch da ist, er ist nur kurz rausgegangen, er kommt bald wieder zurück.

Wie hoch ist die Lebensdauer eines Geruchs?

Sicher niedriger als die seiner jetzt nutzlos gewordenen Kleidung, die säuberlich gefaltet vor meinen Augen liegt. Ich streiche mit der Hand darüber, und der Schmerz über seine Abwesenheit zerreißt mich. Jede dieser leeren Hosen, jedes Hemd, das er nie mehr anziehen wird, jede verwaiste Socke fühlt sich an wie ein kleiner Schnitt.

Wenn ich dir schon die Kleidung für deine letzte Reise heraussuchen soll, mein Matt, dann werde ich sie auch so sorgfältig auswählen, wie du es selbst getan hättest.

Matthieu zog sich gerne gut an, er achtete auf sein Äußeres und ergänzte es oft um ein Accessoire, das ihn von allen anderen abheben würde.

An der École normale supérieure war er für seinen Kurzmantel bekannt, der ihm einen Corto-Maltese-Touch verlieh. Vor vielen Jahren habe ich ihm ein Portemonnaie geschenkt, das er mit einer Kette an seiner Gürtelschlaufe befestigte. Ich weiß, dass dieses kleine »Rock 'n' Roll«-Detail seine Studentinnen und Studenten Jahr um Jahr aufs Neue beeindruckte. Das freute ihn.

Ich stehe in dem begehbaren Kleiderschrank, es ist vollkommen sinnlos, aber ich stelle sein letztes Outfit zusammen. Jeans / Hemd. Das blaue Hemd, das ich ihm zu seinem letzten Geburtstag geschenkt habe. Er hat es erst neulich bei der Hochzeit von Alice und James getragen, unseren engen Freunden, die in der Nacht des 13. von

Krankenhaus zu Krankenhaus gelaufen sind, um ihn zu mir zurückzubringen.

Ich lege alles auf einen Stapel auf dem Tisch. Dreimal vergewissere ich mich, dass nichts fehlt. Eine Unterhose, Boots, Strümpfe, die Jeans, das Hemd.

Diese letzte Tasche zu packen tut weh.

Sie zu schließen bedeutet zu akzeptieren, dass es keine Familienurlaube auf Korsika mehr geben wird, keine romantischen Wochenenden zu zweit in einer europäischen Hauptstadt. Er wird nie mehr voller Enthusiasmus mit befreundeten Wissenschaftlern nach Lissabon fahren. Keine Dienstreisen mehr, vor denen man sich tausendmal verspricht, nicht zu vergessen, einander anzurufen.

Bevor ich die Tasche schließe, nehme ich das Hemd noch einmal in die Hand.

Meine Mutter hat es gerade erst gebügelt, und wenn schon. Ich drücke es an mein Herz. Dann trage ich frischen Lippenstift auf, atme tief ein und küsse seinen Kragen.

Ein letzter, eiskalter Kuss für die Ewigkeit.

Unser letztes Geheimnis.

Den Mann meines Lebens beerdigen

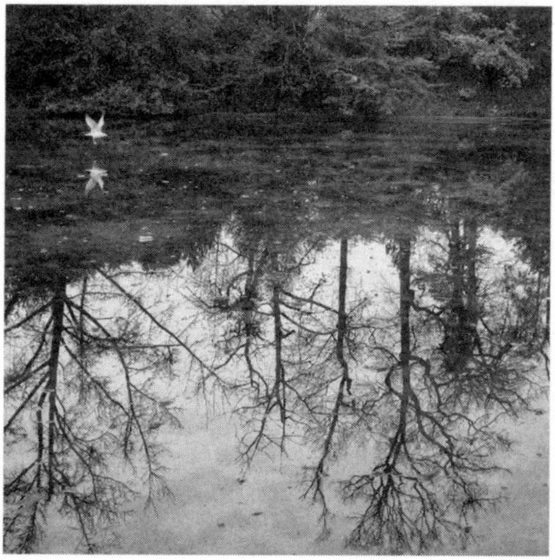

In einem Apartment-Hotel hinter dem Bahnhof von Grenoble habe ich mit Gary in einem Bett geschlafen.

Die ganze Nacht hindurch habe ich meinem Kleinen übers Haar gestrichen.

Heute wird Matthieu beerdigt.

Ich bereite mich vor. Es ist das letzte Mal, dass ich mich für ihn hübsch mache. Es gefiel ihm, wenn ich mich ein bisschen aufbrezelte, auch wenn er mich sonst eher mit Charlize Theron in *Young Adult* verglich. Er erkannte mich in dieser hübschen Blondine wieder, die unförmige Kapuzenpullis trägt und den ganzen Tag über Cola Light trinkt. So liebte er mich, ein bisschen anders als das Bild, das ich nach außen hin zeigen kann.

Es wird zwei Trauerfeiern geben: morgens eine im kleinen Kreis im Krematorium und nachmittags ein öffentlicher Abschied für dreihundert Personen im Museum für Zeitgenössische Kunst von Grenoble.

Ich musste es Gary erklären.

Ich musste unserem dreijährigen Kind sagen, dass sein Vater in einer hölzernen Kiste lag und dass alle, die ihn geliebt hatten, da sein würden, um seiner zu gedenken und sich von ihm zu verabschieden. Das musste er begreifen.

Ich wünschte, ich wäre woanders, weit weg von diesem Albtraum, aber dieser Tag drängt sich mir genauso auf wie all die anderen seit dem 13. – absurd und mechanisch.

Ich fahre ohne meinen Sohn zur Leichenhalle, er bleibt bei seinen Vettern und Cousinen, wir ersparen ihm den ersten Teil des Abschieds. Mein Bruder, mein Schwager, meine Schwester, Marie-Aimée, eine meiner engsten Freundinnen, und ich sitzen zusammen im Auto, wir machen ein paar Witze. Humor ist nicht die schlechteste Reaktion auf das Absurde.

Ich realisiere es nicht wirklich.

Als wir ankommen, gießt es in Strömen.

Die Leute sehen mich an, als ich hineingehe. Die blonde, schwangere Witwe, eindeutig ein schlechter Film …

Ich setze mich in die erste Reihe.

Auf dem Podium lese ich ein Gedicht vor.

»An einen Sportler, der jung starb« von A. E. Housman:

Schulterhoch zum stillen Haus
tragen wir dich heut hinaus,
wo kein Kampf mehr zweifelhaft,
Nachbar stiller Nachbarschaft.

Die Zeremonie im Krematorium dauert nicht lange.

Am Ende – Privileg der Witwen – gehe ich als Erste hinaus.

Draußen regnet es immer noch.

Und ich gehe, gehe, gehe. Ich kann nicht mehr aufhören zu gehen. Vor allem nicht zurückschauen – oder wenn, dann ganz an den Anfang zurückkehren, in seine Arme am ersten Abend.

Mein Bruder und meine Schwester rennen hinter mir her. Sie nehmen mich beim Arm, jeder einen, wie eine Luftwaffenstaffel am 14. Juli.

Aber in diesem Moment denke ich nicht an Frankreich.

Vor dem Museum sehe ich Gary wieder. Er wollte nicht reingehen. Laut weinend steht er im Regen, es zerreißt mir das Herz. Ich laufe zu ihm. Wir halten einander lange in den Armen. Ich sage ihm, dass ich da bin, dass ich ihn nicht verlassen werde.

Wir gehen hinein.

Es sind viele Leute da.

Ich umarme meine Verwandten, ich küsse unsere Freunde, ich begrüße Fremde.

Ich bin ein Roboter.

Ich halte durch.

Ich erledige den Job.

In Wahrheit fühle ich mich diesem Moment fremd.

Ich bin eine Drohne, schwebe über diesem Tag.

Es ist so unwirklich, mit vierunddreißig Jahren die Liebe seines Lebens zu Grabe zu tragen.

Am Freitag zuvor habe ich ihn noch ausgelassen auf den Arm genommen, weil er bei einem Rockkonzert »einen auf Teenie machen« würde, und ein paar Tage später macht er vor meinen ungläubigen Augen in einer hölzernen Kiste plötzlich »einen auf tot«.

Was, wenn das alles nur ein böser Scherz ist?

Es fällt mir schwer, mich zu konzentrieren.

Beerdigungen sind etwas für Freunde und Verwandte, nicht für die Partner.

Meine Gedanken schweifen ab, ich höre zu, ohne wirklich hinzuhören. Ich kann nur an eines denken: Ich muss seine Zahnbürste wegwerfen. Ich muss Matthieu von der Liste der Lebenden streichen, indem ich diesen vollkommen unbedeutenden Gegenstand wegwerfe, der zu einem Symbol des Unwiderruflichen geworden ist.

Er wird nicht mehr zurückkommen.

Ich werde hören, wie sich um neunzehn Uhr im Flur die Aufzugtür öffnet, und es wird nicht er sein.

Um dreizehn Uhr wird mein Handy klingeln, und es wird jemand anders sein.

Der Kaffee wird morgens durchlaufen, weil ich ihn auf diese Zeit programmiert habe.

Ich werde Zigarettenrauch im Hausflur riechen, es wird ein Nachbar sein.

Morgens wird ein Zettel auf dem Küchentisch liegen, und es wird die Einkaufsliste sein, die ich tags zuvor geschrieben habe, kein kleiner Liebesbrief, den er vor dem Weggehen noch schnell verfasst hat.

Ich muss diese Zahnbürste wegwerfen.

Wir fahren zurück in das Apartment-Hotel hinter dem Bahnhof. Es ist geschafft.

Ich lasse ein Bad für Gary ein. Wie jeden Tag. Sich an Vertrautes halten. Sich um den kleinen Mann kümmern, der den ganzen Tag über so aufmerksam war. Während der Trauerfeier hat er die Rede seines Großvaters unterbrochen: »Ich finde, du redest ein bisschen viel, Opa« – allgemeines Gelächter.

Ich setze ihn ins Wasser. Ich seife ihn ein. Ich spüle ihn ab. Ich nehme ihn aus der Wanne. Als ich ihn anziehen muss, stemmt er sich gegen mich und beginnt zu schreien und wild um sich zu schlagen.

Sein Gewaltausbruch lässt mich erstarren.

Ich erkenne mein Kind nicht wieder.

Er ist wie besessen. Er hat erstaunliche Kräfte und eine unvorstellbare Wut in sich. Unversehens ähnelt er einer japanischen Manga-Figur, einem furchteinflößenden Monster.

Meine Schwester löst mich ab. Lieber meinen dicken Bauch in Sicherheit bringen. Der Anfall nimmt kein Ende.

Als ich ins Bad zurückkomme, um Fabienne zu erlösen, ist sie klatschnass, ihre Kleidung ist völlig zerwühlt und ihre Frisur komplett ruiniert.

Ich kämpfe noch ein bisschen mit Gary und sinke schließlich erschöpft auf die Knie.

Ich schaue ihn an: Findest du, dass ich das verdient habe?

Sein ganzer Körper entspannt sich.

Er schaut mich mit seinen großen blauen Augen unverwandt an: Und was ist mit mir? Findest du, dass ich das verdient habe?

Die Tränen kommen.

Wir weinen beide.

Endlich.

Lange.

Ich ziehe ihn an, und wir gehen ins Bett.

Die ganze Nacht hindurch streichle ich meinem Kleinen übers Haar.

Meine große Liebe
in einem Umschlag

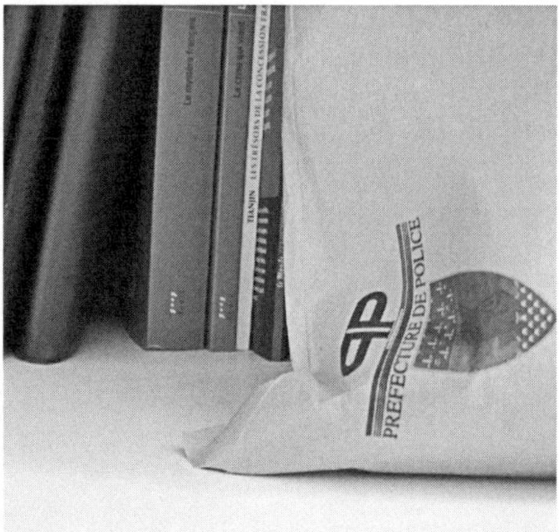

Die Tage und Wochen nach Freitag, dem 13. November, bestehen aus einer Abfolge von Wartephasen.

Dem Warten auf eine Nachricht von Matthieu.

Dem Warten darauf, ihn im rechtsmedizinischen Institut zu sehen.

Dem Warten auf die Freigabe seines Leichnams.

Und dann dem endlosen Warten darauf, das abholen zu dürfen, was sie seine »persönliche Habe« nennen. Jeden Tag warte ich wie gebannt auf diesen Moment. Ich kenne keinen anderen Gedanken mehr. Ich muss alles von ihm nach Hause holen, damit nichts da draußen bleibt, damit er heimkommt. Niemand ruft an, niemand sagt uns, wo seine Sachen sind.

Endlose Tage, genervt, ungeduldig, enttäuscht.

Schließlich finde ich mich mit dem unerträglichen Gedanken ab, dass man sie mir nicht zurückgeben wird. Es gräbt Furchen der Verzweiflung in mein Inneres, treibt mir die Tränen in die Augen, aber mir bleibt nichts anderes übrig, als es zu akzeptieren. Jetzt verstehe ich die Bedeutung des Wortes Schicksal.

Worauf man am sehnlichsten wartet, geschieht dann, wenn man nicht mehr damit rechnet. Ich glaubte nicht mehr daran.

Es ist eine leise Stimme.

Eine Polizistin, die im Tonfall eines jungen Mädchens spricht, das klingt merkwürdig. Es erinnert mich an Aznavour, der davon singt, dass das Elend im Sonnenschein leichter zu ertragen sein muss – sie hat wohl geglaubt, eine sanftere Stimme könne die Wirkung dessen abmildern, was sie mir zu sagen hat.

Sie erklärt, dass wir seine Sachen abholen können. Wir bekommen all die kleinen Dinge zurück, die dafür gesorgt haben, dass er er war und dass ich ihn so liebte, wie er war.

Ich frage sie mehrmals, ob seine Ringe dabei sind.

Sie hat keine Lust, weiter ins Detail zu gehen, ich spüre, dass meine Fragen ihr lästig sind. Sie antwortet nicht wirklich, also stelle ich die Frage noch einmal, wieder und wieder. Sind seine Ringe dabei?

Seine Ringe.

Sie sind alles, was für mich zählt. Sie zurückzubekommen wäre ein bisschen so, als würden seine Hände zurückkehren, und damit ein wichtiger Teil von ihm selbst. In seinen Händen steckte so viel Leben. Sie waren ständig in Bewegung. Sie begleiteten seine Worte, verliehen seinen Argumentationen einen Hauch Theatralik. Und sie konnten zärtlich sein. Sie beruhigten mich, wenn sie nach den meinen griffen. In diesen Momenten kuschelte sich mein ganzes Ich in seine hohle Hand, und ich war vor allen Gefahren sicher.

Seine Hände waren mein Zuhause.

Zu unserem Zehnjährigen hatte ich meine Freundin Nadia, eine Schmuckdesignerin, gebeten, einen Ring herzustellen, den ich für ihn entworfen hatte. Ich hatte eine Gravur an der Innenseite anbringen und dort sogar einen kleinen schwarzen Diamanten einsetzen lassen, von dem nur wir wussten. Matthieu legte ihn nie ab.

Ich wusste, dass er mit diesem Ring am Finger sterben würde, ich dachte nur, dass es sehr viel später geschehen würde.

Die Frau mit der freundlichen Stimme möchte auflegen. Sie hat womöglich eine Liste mit hundertdreißig Leuten, die sie anrufen muss, um ihnen immer wieder das Gleiche zu sagen. Ich bin vielleicht die Erste, vielleicht bin ich auch die Letzte. Sie ist erschöpft. Wir verabschieden uns.

Ich begreife, was die leise Stimme mir nicht gesagt hat: Es ist vorbei.

Ich weiß, dass Matthieu tot ist, ich habe seine Leiche gesehen, wir haben ihn beerdigt. Aber erst durch diesen Anruf begreife ich es.

Matthieu wird nicht mehr zurückkommen.

In der Nacht vom 13. November habe ich so sehr gehofft, er würde zurückkommen. Jedes Mal, wenn wir hörten, wie sich im Flur die Aufzugtür öffnete, dachten wir, es sei er. Meine Schwester hatte ihr Handy in der Hand, das Wiedersehen würde ein schönes Foto abgeben. Sie malte sich bereits aus, wie sie es der ganzen Verwandtschaft schicken würde, um ihnen die wundersame Rückkehr des Geretteten zu verkünden.

Nach diesem Anruf weiß ich, dass von ihm nur ein großer brauner Umschlag voller loser Gegenstände übrig ist. Nach diesem Anruf weiß ich, dass Matthieus Ringe anlaufen werden, ganz egal, wie sorgsam ich sie pflegen werde. Ich weiß, dass ich sein letztes Päckchen Zigaretten mit dem Gedanken aufheben werde, dass seine Lippen auch sie nicht mehr küssen werden.

Alles, was ich von Matthieu zurückbekommen werde, wird nicht Matthieu sein.

Es hat keinen Sinn.

Das ganze Warten war umsonst.

Ich muss zum Polizeipräsidium am Quai des Orfèvres und zum Polizeirevier des zehnten Arrondissements. Ich fühle mich dem nicht gewachsen. Ich bitte Yves, meinen Schwager, das für mich zu erledigen. Er hat am 13. eine fürchterliche Nacht verbracht. Stundenlang hat er fünf Zentimeter vor dem Fernseher gehockt, ohne sich zu rühren, damit ich die Bilder nicht sehen konnte. Nachdem die Polizei das Gebäude gestürmt hatte, hat er den Fernseher ausgeschaltet und ist mit dem Motorroller zum Bataclan gefahren. Er hat zwei Helme mitgenommen. Einen für sich, einen für Matthieu. Er glaubte noch daran.

Am Quai des Orfèvres wird er von einem Kommissar empfangen, hinter dessen Rücken eine Karte an der Wand hängt, auf der alle Orte markiert sind, an denen nach den Terroristen gesucht wird. Bei seiner Rückkehr wird er mir sagen: »Die Polizei ist an der Sache dran. Die werden die Typen schon kriegen.« Das zu wissen hilft mir auch nicht weiter. Mir bleibt davon nur im Gedächtnis, dass er das, was Matthieu ausmachte, an einem Ort abgeholt hat, an dem man Terroristen jagt. Es ist absurd.

Ich halte den Wahnsinn der Welt in den Händen, aber ich verstehe ihn nicht, kann ihm keinen Einhalt gebieten.

Es dauert eine Ewigkeit, bis Yves zurückkommt. Er muss mit den Kommissaren und den Polizisten gesprochen haben. Er muss auf seiner Vespa langsam gefahren sein. Er hat sich Zeit gelassen, um sich Paris anzusehen. Vielleicht hat er sogar irgendwo angehalten, um etwas zu trinken, um zu weinen. Ich glaube, er hat versucht, die Zeit möglichst in die Länge zu ziehen. Um den Moment hinauszuzögern, in dem er Matthieu in einem Umschlag zurückbringt.

Schließlich kommt Yves doch noch. Es ist schon dunkel.

Meine Mutter ist da und mein Sohn.

Ich hole die Flasche mit Matthieus Lieblingswhisky heraus, zünde eine Kerze an.

Und dann öffne ich den Umschlag.

Ich streichle jeden Gegenstand, wie ich seine Hände gestreichelt hätte.

Es schmerzt wie Folter.

Matthieus ganze Abwesenheit liegt auf dem Wohnzimmertisch.

Die Ringe sind da.

Der Ring. Als ich ihn anschaue, habe ich das Gefühl, in einen tiefen Schacht zu blicken, in dem meine Verzweiflung widerhallt.

Eitler Schein.

Ich schaue ihn an, aber fotografieren kann ich ihn nicht. Er ist seelenlos, wird nie wieder zum Leben erwachen. Ich lege ihn auf meine Handfläche, schließe die Hand zur Faust. Er beschützt mich nicht. Ich stecke ihn mir an den Finger. Er bricht mir das Herz. Ich lege ihn weg. Ich hole ihn wieder heraus. Ich trage ihn, ich lege ihn weg. Ich stecke ihn mir wieder an, bevor ich ins Bett gehe. Ich weine lange, sicher eine Stunde, und schlafe mit ihm am Finger ein. Nachts stehe ich auf, er hat mich geweckt. Ich ziehe ihn ein letztes Mal ab.

Matthieu ist tot.

Am nächsten Morgen kommt Yves wieder. Er druckst ein wenig herum, ich merke, dass er etwas auf dem Herzen hat. Nach einer Weile nimmt er schließlich meine Hände und sagt, dass er mir tags zuvor nicht alles gegeben hat. Aber das kann er nicht behalten.

Er hält mir Matthieus Wählerausweis hin.

Als ich ihn umdrehe, sehe ich einen Tropfen Blut.

Ich sehe die stilisierte »Marianne«, die Matthieus Blut weint.

Der Abwesende

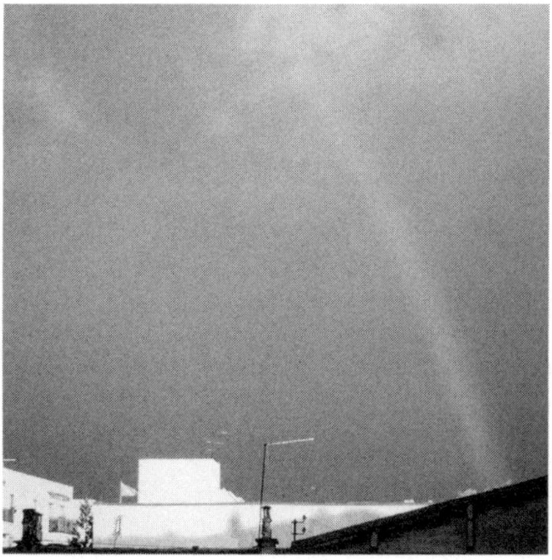

Trennungsschmerz kannte ich nur flüchtig, aus der Ferne, ich hatte davon gehört, doch ein Satz hat genügt, damit er meine Tür eintrat und mir mit seinen langen Armen die Luft abschnürte. Er muss gleich nebenan auf mich gewartet haben und hat keine Zeit verloren.

Ein komischer Kerl, dieser Trennungsschmerz.

Eine Art wilder Hund, der sich erst wieder beruhigt, nachdem er alles verwüstet hat.

Mit gefletschten Zähnen und irrem Blick stürmt er heran.

Ohnmächtig sehe ich zu, wie er alles in Besitz nimmt, sich in jedem Winkel meines Lebens einnistet. Er ist da, er macht es sich bequem, er bleibt.

Jeden Abend hoffe ich, der Schlaf werde mich von ihm erlösen. Aber jeden Morgen aufs Neue: seine Zähne, sein irrer Blick.

Der Trennungsschmerz fühlt sich wohl bei mir, er ernährt sich von meiner Verzweiflung.

Ich beginne, mit ihm zu leben, auch die Angst wird

müde mit der Zeit. Er dreht sich immer noch wie ein Besessener im Kreis, aber es gelingt mir, mich ihm zu nähern. Überraschung – er lässt sich zähmen. Denn das wollte er, bevor er mich wieder verlässt: dass ich ihn so fest umarme, bis ich jeden seiner Atemzüge spüre.

Ich weiß nicht, wer von uns beiden diesen absurden Kampf verloren hat, aber eines Tages zieht der Trennungsschmerz weiter und überlässt seinen Platz dem Vermissen.

Das Vermissen ist ein weniger aggressives Tier. Es lässt einen nicht vor Entsetzen erstarren. Das Vermissen kommt mir vor wie der sanftmütige Sohn des Trennungsschmerzes, ein Bastard, den man wohl oder übel akzeptieren muss. Er könnte sogar ein treuer Gefährte werden, immer an meiner Seite, mir folgend, wohin ich auch gehe.

Gemeinsam mit dem Vermissen nähere ich mich der Abwesenheit, und ich ahne, dass deren Lebensdauer ewig währt. Ich muss einen Platz für Matthieu finden, irgendwann muss das Leben schließlich weitergehen.

Ich habe schnell erkannt, dass ich das Vermissen umarmen muss, um es zu zähmen.

In dieser Hinsicht musste ich nicht das Gleiche erleben wie all die anderen, die Matthieu betrauern.

Als sie mich aufwecken, um mir zu sagen, dass er tot ist, bricht alles zusammen. Ich befinde mich im Epizentrum des Bebens, und innerhalb eines Augenblicks wird meine Wohnung zu einem Friedhof.

Um mich herum gibt es nichts, was nicht auf ihn, auf uns verweist. Ich liege auf meinem Bett, ich sehe mich um, Matthieu ist überall, und Matthieu wird nie wieder irgendwo sein.

Die Tage vergehen. Ich rühre nichts an.

Meine Wohnung war ein Friedhof, jetzt wird sie zu einem Museum. Dem Museum des Alltagslebens von Matthieu Giroud. Sein Terminkalender auf dem Schreibtisch, aufgeschlagen bei der Woche vom 16. November. Seine Bücher neben dem Bett. Seine Zahnbürste im Bad und sein Shampoo in der Dusche. Ich betrachte sie, manchmal streichle ich sie. Sie sind keine Alltagsgegenstände mehr, sondern sakrale Objekte.

Allmählich gewöhne ich mich an ihre Gegenwart, sie gehören ins Bild. Das Leben ohne Matthieu hat begonnen. Ich bin einen Tag allein aufgestanden, dann einen zweiten, dann noch einen. Es ist also möglich, einen Fuß vor den anderen zu setzen, selbst wenn der Geliebte nicht mehr da ist, um einen aufzufangen, wenn man fällt.

Ich mag mein Museum. Aber es zerreißt mich, zu wissen, dass es nur eine zeitlich begrenzte Ausstellung ist. Sie wird an dem Tag enden, an dem ich den Bettbezug wechseln muss, der unsere letzten Nächte gewärmt hat, der immer noch flüstert, dass jeder von uns eine Seite hat. Unseren letzten Bettbezug zu waschen bedeutet, anzuerkennen, dass meine Füße sich nicht mehr unter seinen Waden verkriechen können, um sich zu wärmen, es bedeutet, zu akzeptieren, dass es in Zukunft »mein« Schlafzimmer, »mein« Bett heißen wird.

Ich muss auch das »wir« beerdigen, und ich stehe allein am Grab, an meiner Seite nur ein kleiner, dreijähriger Mann, der mir wochenlang jeden Abend Dinosaurier ins Bett legt. Sie liegen an Matthieus Platz. Nur ihre Köpfe schauen unter dem Federbett hervor.

Ich wechsle den Bettbezug.

Tausche ihn aus gegen einen weißen. Weiß wie das Brautkleid, das ich nie tragen werde. Ich lösche Matthieu auch aus der Kontaktliste meines Handys. Es tut zu weh, jedes Mal seinen Namen und sein Bild zu sehen, wenn ich jemanden anrufe. Ich mache keinen feierlichen Moment daraus. Ich nehme mein Handy, ich betrachte ein letztes Mal dieses Bild und das dazugehörige Herz in meinen Favoriten, und, zack, ich lösche es, wie man ein Pflaster abzieht: mit einem kurzen Ruck.

Es tut weh, es ist erledigt.

Ich tue das, und ich tue tausend andere, ähnliche Dinge. Wenn ich mich darauf vorbereiten kann, komme ich klar. Am schlimmsten ist es, wenn ich auf etwas nicht gefasst bin. Dann überwältigen mich die Gefühle, strecken mich zu Boden und lassen mich wie tot am Wegrand liegen.

Zum Beispiel an dem Abend, als ich den Kühlschrank öffne, um Gary einen Joghurt zu geben. Mechanisch beginne ich, die abgelaufenen Lebensmittel auszusortieren. Sämtliche Joghurts sind abgelaufen. Verfallsdatum überschritten. Matthieu ist gestorben, ohne seine Naturjoghurts mitzunehmen, und ich muss unsere gemeinsamen Abendessen und seine kleinen Snacks vor dem Schlafengehen wegwerfen. Ich muss seine Lieblingsjoghurts entsorgen, muss akzeptieren, dass auch sie nicht mehr zurückkommen werden.

Auf November folgt Dezember. Trotz allem warte ich wie jedes Jahr auf Weihnachten. Ich stelle mir die ganze Familie um den großen Tisch versammelt vor, die brennenden Kerzen, die herumlaufenden Kinder, das Feuer im Kamin, den fallenden Schnee. Ich sehe, wie ich im Kreis meiner Lieben wieder ein wenig Farbe bekomme.

Und dennoch.

Tischordnungen sind für gerade Zahlen gemacht und Momente im Kreis der Familie für Familien. Die meine ist explodiert. Inmitten meiner Angehörigen, die sich nach Kräften bemühen, weihnachtliche Fröhlichkeit vorzutäuschen, ergreift die Einsamkeit von mir Besitz. Ich spüre jede Kugel, die Matthieu getroffen hat, in meinem Herzen.

Wo soll man die Kraft finden, das alles zu überstehen?

Ich weiß es nicht, aber letztlich finde ich sie. Ich halte durch.

Ich bleibe auf den Beinen, das hatte ich versprochen.

Im Grunde akzeptiere ich mein Schicksal. Ich nehme es zur Kenntnis. Mein Matt wird nicht mehr zurückkommen, aber irgendwie ist er noch da, ich spüre ihn in meiner Nähe, in unserer Nähe. Ich komme ein wenig zur Ruhe. Hin und wieder unterbreche ich meinen täglichen Kampf und lasse Matthieu auf andere Art und Weise zurückkehren. Jeden Abend zünden Gary und ich Kerzen auf dem Wohnzimmertisch an. Wir sagen uns, Papa ist noch bei uns. Er ist das Leuchten um uns herum.

Bei dem Erdbeben habe ich alles verloren, was ich für gesichert hielt, und die wenigen Glaubensgrundsätze, die ich zuvor noch hatte, haben dies nicht überlebt.

Eines Abends im Bett erwische ich mich dabei, wie ich mit ihm rede. Ich habe nie an Geister geglaubt, aber ich spüre seine Gegenwart so deutlich, dass ich die Sache lieber klarstellen will: »Darling, ich weiß, dass du da bist. Dass du auf uns aufpasst, und dafür danke ich dir. Und du kannst mich auch gerne bei der Hand nehmen, aber, bitte, erscheine mir nicht, okay? Das würde mich zu sehr erschrecken.«

Ich höre mich mit ihm reden.

Ich weine, und ich lache.

Und so geht es jedes Mal, wenn er mir ein Zeichen gibt. Wie am ersten Morgen des ersten Wochenendes ohne ihn, unserem ersten Samstag ohne das Gebäck und die Zeitungen, die er immer gleich nach dem Aufstehen holt.

Wir sind in Boulogne bei meiner Schwester. Gary schläft im Zimmer unter dem Dach. Als er wach wird, gehe ich zu ihm. Ich öffne das Dachfenster und sehe einen riesigen Regenbogen. Gary beschwert sich schon seit mehreren Wochen darüber, dass er noch nie einen gesehen hat. Ich hebe ihn hoch, damit er ihn anschauen kann, und flüstere ihm ins Ohr: »Heute Morgen bekommen wir keine Croissants, aber dafür haben wir einen Regenbogen. Einen echten Regenbogen, wundervoll, ganz ungelogen!«

Er begreift sofort. Er mag Gedichte jetzt schon, genau wie sein Vater.

Er legt den Kopf auf meine Schulter.

Ich mache ein Foto.

Ja, ein echter Regenbogen, wundervoll, ganz ungelogen.

Die Abwesenheit, das Vermissen zähmen, eine andere Art von Gegenwart akzeptieren, mit seinem Geist reden, die Zeichen sehen, die er mir schickt. Daraus besteht im Moment mein neues Leben.

Ich gehe vorwärts, ich weiche zurück, ich falle hin, ich stehe wieder auf. Ich versuche, die Dinge so zu nehmen, wie sie kommen.

Wenn mich jemand fragt, wie man es schafft, sich ein neues Leben aufzubauen, nachdem einem so etwas zugestoßen ist, dann antworte ich: »Man baut sich kein neues Leben auf, man macht einfach weiter, das ist alles.«

Ich bin wie ein Haus, beschädigt, aber nicht zerstört.

Paris – Grenoble (Vierersitz)

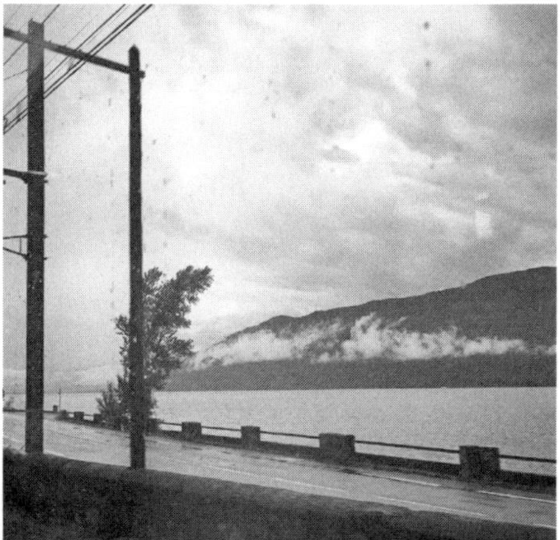

Es ist im Sommer 2003, glaube ich. Momente können wichtig sein, auch ohne sich mit Bestimmtheit im Kalender zu verankern. Aber doch, 2003, ich bin zweiundzwanzig Jahre alt, habe vor Kurzem in Grenoble meine Maîtrise in Jura erworben und arbeite jetzt als Praktikantin im Centre Pompidou.

Der Sommer ist sehr einsam. Ich ziehe genau zu dem Zeitpunkt aus meiner Provinz nach Paris, als alle Pariser wegfahren. Ich lebe zwischen zwei Koffern in Wohnungen, in denen ich umsonst unterkommen kann, und manchmal wird mir die Zeit lang. Ich erinnere mich an den 14. Juli. Es ist heiß, ich habe nichts zu tun. Um die Zeit totzuschlagen, spaziere ich zum Riesenrad auf der Place de la Concorde, ohne zu wissen, dass es mir eines Novembermorgens wie ein Leuchtturm erscheinen wird, der mich vor dem Untergang bewahrt. Ich kaufe eine Eintrittskarte für die Ankunft der Tour de France auf den Champs-Élysées.

Ich fühle mich allein.

Das Praktikum ist meine Rettung. Ich arbeite in der

Abteilung für pädagogische Aktivitäten und Besucherbetreuung des Centre Pompidou. Ich bin die Assistentin von Nicole, der Leiterin der Abteilung. Sie trägt eine rote Brille, bewegt sich mit schnellen Schritten und redet laut. Ihre Euphorie ist ansteckend. Sie nimmt mich unter ihre Fittiche, und ich entdecke tausend Facetten des Berufs, den ich gern ausüben möchte.

Eines Freitagabends verlasse ich das Museum etwas früher als sonst, um den Zug zu erwischen. Ich fahre zu meinem Freund. Wir haben uns ein, zwei Jahre zuvor kennengelernt, als ich ein Praktikum in einem Konzerthaus in Grenoble gemacht habe. Wir verstehen uns gut, doch im Grunde wissen wir beide, dass die Zukunft, die ich für mich gewählt habe, uns einander entfremden wird. Aber vorerst genießen wir das Ganze noch ein wenig.

Der Zug nach Grenoble fährt um halb sieben ab. Ich komme gerade pünktlich, das Gleis wird schon angezeigt. Ich renne auf den hohen Absätzen, die ich trage, um mich allen Anforderungen gewachsen zu fühlen.

Ich steige ein.

Da ist er.

Er sitzt hinten im Wagen 17, erste Klasse, Vierertisch, linke Seite, Gangplatz.

Ich sehe nur ihn.

Er konzentriert sich auf das, was er tut. Es scheint wichtig zu sein.

Ich gehe auf ihn zu.

Wie eine Schlafwandlerin setze ich mich ihm gegenüber. Ich hoffe, ich habe mich nicht geirrt. Ich weiß nicht, ob ich mir die Platznummer unbewusst richtig gemerkt habe oder ob ich mich nur von meinem Wunsch gesteuert dorthin gesetzt habe.

Niemand kommt, um mich zu vertreiben. Gut.

Es ist unsere erste gemeinsame Fahrt, und wir verbringen sie damit, uns gegenseitig abzulenken. Er arbeitet an seiner Doktorarbeit. Um ihn herum liegen Papiere. Ich zappele auf meinem Sitz hin und her und lese *Chamelle* von Marc Durin-Valois. Die Geschichte einer Familie, die nach und nach in der Wüste verdurstet. Ich beschließe, während der Fahrt nichts zu trinken.

Plötzlich stehe ich auf. Keine Flüssigkeit, aber essen darf ich!

Ich mache mich auf den Weg in den Speisewagen, und er kommt hinterher.

Diese kleine Aktion, dieses Nichts, aufstehen und mir folgen, wird mein ganzes Leben auf den Kopf stellen.

Er stellt sich als Erster vor.

Matthieu / sechsundzwanzig Jahre alt / Geograf / hat gerade mit seiner Doktorarbeit begonnen / lebt in Paris und Poitiers / fährt nach Grenoble zu seinen Eltern.

Bei mir kommt nur jedes zweite Wort an: Er fährt sich ständig mit einer Hand durchs Haar und neigt dabei den Kopf, ich kann mich auf nichts anderes konzentrieren.

Ich weiß noch nicht, dass seine Hände mich um die ganze Welt führen werden, aber ich sehe die Ringe, die er trägt, und sie gefallen mir. Ich weiß noch nicht, dass ich seine Augen in den Gesichtern meiner Kinder wiederfinden werde, aber ich verspüre bereits den Wunsch, mich darin zu verlieren. Ich weiß noch nicht, dass seine Halsbeuge an verregneten Abenden mein Versteck sein wird, aber ich mag schon jetzt seine Art, auf der Welt zu sein.

Wir simulieren noch ein wenig eine Unterhaltung, dann gehen wir zurück an unseren Platz. Die Pause ist zu Ende. Er arbeitet weiter oder tut so, als ob. Vielleicht denkt er schon an die Zeilen des Gedichts, das er noch am selben Abend schreiben und mir erst Jahre später geben wird.

Ich greife wieder zu meinem Buch, ich habe Durst.

»Die Zeit löst sich auf in Verwunderung«, heißt es in seinem Gedicht, und ja, bis Grenoble und darüber hinaus hat sich die Zeit in Verwunderung aufgelöst.

Durch einen ziemlich raffinierten Trick schafft es Matthieu, an meine Nummer zu kommen, ohne mich auf die Idee zu bringen, er würde mich anrufen. Im Speisewagen habe ich ihm erklärt, dass ich bald ein Vorstellungsgespräch für ein einjähriges Masterstudium in La Rochelle habe, und eine Freundin von ihm hat genau dieses Studium letztes Jahr abgeschlossen.

Soll sie mich mal anrufen, um mir bei der Vorbereitung auf das Gespräch zu helfen?

Ja, super, danke.

Und wir lächeln uns an.

Der Zug hält.

Ich treffe meinen damaligen Freund.

Matthieus Eltern erwarten ihn am Bahnhof.

Wir tauchen ein in den Sommer.

Dreizehn Jahre später werde ich mit unserem Sohn und meinem dicken Bauch den gleichen Zug nehmen, um Matthieu, den Mann meines Lebens, zu beerdigen.

Das Hin und Her unseres Lebens

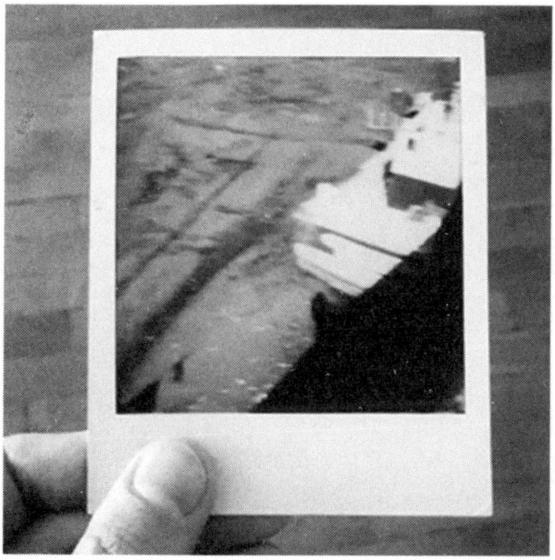

Ich will unseren Kindern unsere Geschichte erzählen. Sie sollen wissen, aus welcher Liebe sie hervorgegangen sind. Und sie sollen lernen, dass sich Geduld, die nicht gerade zu meinen hervorstechendsten Eigenschaften gehört, manchmal lohnt. Wir mochten uns, lange bevor unsere eigentliche Geschichte begann.

Ein paar Tage nach unserer ersten Begegnung im Zug ruft mich Claire an, Matthieus Freundin, die den Masterstudiengang »Kulturelle Stadtentwicklung« abgeschlossen hat, den ich gern belegen möchte. Ich mache meine erste Erfahrung mit Matthieus Zuverlässigkeit: Er hat sich das Datum meines Vorstellungsgesprächs gemerkt und dafür gesorgt, dass sie mich vorher anruft.

Zuversichtlich mache ich mich auf den Weg zu dem Gespräch und werde angenommen. Ein Jahr werde ich auf den Straßen des französischen Westens zwischen Nantes, La Rochelle und Bordeaux verbringen, um die jeweilige Kulturpolitik dieser Städte zu analysieren. Das kleine Mädchen aus den Bergen, das von der großen

Kultur träumt, ist überglücklich. Ich möchte mich bei dem Jungen aus dem Zug bedanken.

Ich bitte Claire, mir seine Handynummer zu geben, und lade ihn ein, etwas trinken zu gehen.

Er sagt sofort zu. Ich bin noch in Paris, wo sich mein Praktikum im Centre Pompidou dem Ende zuneigt, und wir verabreden uns in Montmartre.

Kurz vor unserem Treffen mache ich einen Zwischenstopp in einer meiner Lieblingsbuchhandlungen: Les Cahiers de Colette. Ich stürze mich auf das neue Buch von Donna Tartt, das gerade erschienen ist. *Die geheime Geschichte* hat mir wahnsinnig gut gefallen, und seit zehn Jahren warte ich auf ihren nächsten Roman. Ich kaufe ihn und lege ihn bei unserem ersten Rendezvous auf den Tisch.

Es ist ein ziemlicher Wälzer.

Und heißt *Der kleine Freund.*

Auf dieser Café-Terrasse verleben wir einen Moment außerhalb der Zeit. Es ist Hochsommer, und die Touristen haben Paris noch nicht wieder den Einheimischen überlassen. Wir finden bereits Gefallen aneinander, aber es wird noch eine Weile dauern, bis wir es einander eingestehen. Matthieu ist mit einer Frau zusammen. Sie übt eine Faszination auf ihn aus, die es schwer macht, sie zu lieben, und die es ihm schwer machen wird, sie zu verlassen – aber so weit sind wir noch nicht.

Matthieu schreibt viel, vor allem Gedichte. Ich lese in jeder freien Minute und beschäftige mich seit Kurzem ein wenig mit Fotografie. All unsere Sinne sind wach, bereit, die Poesie der Welt aufzunehmen. Sie erkennen sich in ihrem Gegenüber wieder.

Nach ein paar Drinks gehen wir unserer Wege, ohne uns zu versprechen, einander wiederzusehen.

Zum Beginn des Semesters ziehe ich nach La Rochelle. Wobei »ziehen« zu viel gesagt ist. Sagen wir lieber, ich stelle meine Koffer für eine Weile dort ab. Ich war vorher so gut wie nie außerhalb des Sommers am Meer und kann es kaum fassen, dass ich jetzt jeden Tag auf dem Weg zur Uni am Hafen vorbeikomme. Ich habe meine Polaroidkamera immer dabei, und manchmal schicke ich Matthieu ein paar Bilder. Ich bastle kleine Umschläge in der Größe der Fotos, häufig Leuchttürme.

Wir kennen uns nicht, wir treffen uns nicht, wir schreiben uns kurze Briefe.

Wir schicken einander Bücher.

Die Zeit vergeht. Mein Sommer in Paris war einsam, der Herbst ist es noch mehr.

Ich habe mich schließlich von meinem Freund in Grenoble getrennt, und es fällt mir schwer, engere Beziehungen zu meinen Kommilitonen zu knüpfen. Da wir im Rahmen unseres Studiums zwischen drei Städten hin- und herpendeln, verbringen wir viel Zeit miteinander. Es hat etwas Pfadfinderartiges, was mich stört. Und so ziehe ich mich in meine eigene Welt zurück, da fühle ich mich am wohlsten.

Ab und zu fahre ich nach Paris, um meine Schwester zu besuchen und Großstadtluft zu schnuppern.

Am Ende eines dieser Pariser Wochenenden ruft Matthieu mich an. Ich sitze im Taxi zum Bahnhof, mir ist schwer ums Herz. Er bietet mir an, zu kommen und meinen Koffer zum Zug zu tragen, er ist ganz in der Nähe. Wir werden nur fünf Minuten zum Reden haben, aber das ist ja immerhin etwas.

Die Vorstellung gefällt mir sehr.

Auf dem Bahnsteig winkt er mir zum Abschied, und während ich zu meinem Platz gehe, fühle ich zum ersten Mal Schmetterlinge im Bauch.

Aber er ist vergeben. Und er ist zu gut für mich.

Nicht mehr daran denken.

Auf den Herbst folgt der Winter.

Die Zeit vergeht zu langsam.

Ich mag den Anblick der Schiffe am Morgen nicht mehr, es sieht aus, als wären sie eingefroren, das Ende der Welt ist nah.

Eines Abends ruft Matthieu an. Er ist wegen eines Doktorandenseminars in La Rochelle, wenn ich nichts vorhabe, könnten wir zusammen etwas essen gehen. Ich nehme ihn mit zu André am Hafen, wo es Meeresfrüchte gibt.

Wir bestellen eine Flasche Wein, und er beginnt zu erzählen.

Er ist schon vor einigen Monaten in mein Leben getreten, aber ich weiß fast nichts über ihn. An diesem Abend redet er lange über sich. Auf diese Weise begegne ich seinen Kindheitsfreunden, lerne seine Eltern, seine Schwester kennen. Er erzählt mir von der Musik, die ihn begeistert. Er sagt, dass er sich ohne großen Enthusiasmus an seine Doktorarbeit gemacht hat, auch wenn er die »Feldforschung« in Lissabon liebt.

Er redet mit den Händen.

Er isst, trinkt noch einen Schluck Wein, kämpft mit den Krebsscheren.

Er lässt mich nicht eine Sekunde aus den Augen.

Ich senke kein einziges Mal den Blick.

Der Abend rast nur so dahin, der Alkohol lässt uns die Zeit vergessen. Der Kellner bringt die Rechnung.

Wir bezahlen.

Wir gehen nach draußen.

Wir küssen uns.

Am nächsten Abend fährt er wieder. Ich bringe ihn zum Zug.

Wir versprechen einander immer noch nicht, uns wiederzusehen. Für den Moment genügt mir das.

Ich will unsere Poesie bewahren.

Das Eis um die Schiffe ist getaut.

Die Monate vergehen. Matthieu gehört zu meinem Leben, aber auf indirekte Weise. Wenn ich nach Paris komme, melde ich mich bei ihm, und manchmal treffen wir uns dann, aber nicht immer. Einmal beschließe ich sogar, ihn nicht anzurufen, obwohl ich da bin. Ich schlendere durch meine alten Viertel. Ich gehe zu Cahiers de Colette und kaufe ihm *Hundert Jahre Einsamkeit* von García Márquez. Als ich die Buchhandlung verlasse, klingelt mein Handy. Es ist Matthieu. Ich sage ihm, dass ich in Paris bin. Er auch.

»Ich gehe gerade am Centre Pompidou vorbei.«

»Trägst du einen grünen Mantel?«

»Ja.«

»Dann bin ich hinter dir.«

Nah, fern, fern, nah, unsere Geschichte wird zu einem Kommen und Gehen, einem Wechsel aus Trennungen und Wiedersehen. Er ist immer noch mit diesem Mädchen zusammen.

Es nimmt kein Ende. Mein Jahr in La Rochelle ist vorbei. Ich ergattere einen Praktikumsplatz im Kulturministerium und kehre zurück in die Hauptstadt. Es tut gut, wieder da zu sein, näher bei ihm, aber ich leide. Unser Hin und Her reicht mir nicht mehr.

Auch für ihn ist dieser ständige Wechsel von heiß und kalt schwierig.

Statt den Schritt zu wagen, nimmt er sich mehrere Male vor, mich nicht mehr zu treffen. Ich glaube, er hat Angst vor mir. Ich bin das genaue Gegenteil von dem, was er sich vorgestellt hat. Er ist der gequälte Linksintellektuelle, ich bin die enthusiastische Blondine. Er muss zu viel verleugnen, wenn er sich mit mir einlässt.

Ich mag unsere Verschiedenheit, aber ich beschließe, ihn beim Wort zu nehmen. Ich rufe ihn nicht mehr an. Ich schreibe ihm nicht mehr. Ich weiß nicht, wieso wir uns dieser Folter unterziehen, aber wenn wir da durchmüssen, nehme ich mein Schicksal an.

Um mich zu beruhigen, sage ich mir, dass er niemals einen Zug verpasst hat. Nicht einen. Nie.

Eines Morgens gehe ich aus dem Haus, um Brot zu kaufen. Ich sehe ihn. Er geht die Rue des Martyrs entlang in Richtung des Cafés, in dem wir uns zum ersten Mal verabredet haben. Wir werden uns wieder über den Weg laufen.

»Hallo.«

»Hallo.«

»Kaffee?«

»Kaffee.«

Der Morgen geht vorüber. Der Nachmittag auch. Die Woche. Der Monat. Ein Jahr. Dreizehn Jahre.

Bis zum 13. November 2015 sind wir zusammengeblieben.

Familienplanung

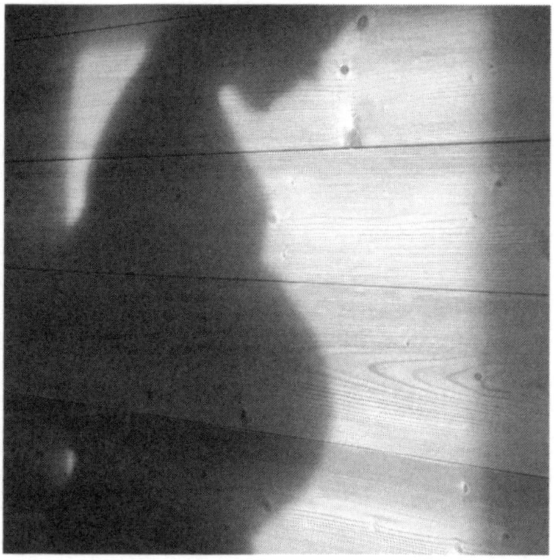

Wann wird man Mutter?

Wenn man von dem Kind träumt, das eines Tages geboren werden wird?

Wenn man beschließt, die Sache anzugehen?

Wenn man es uns auf den Bauch legt?

Beim ersten Fläschchen?

Beim ersten Wehwehchen?

Wenn es zum ersten Mal Mama sagt?

Wenn man seinem Sohn sagen muss, dass sein Vater gestorben ist?

Ja, das ist es: Ich bin an dem Morgen wirklich Mutter geworden, als ich Gary sagen musste, dass sein Vater gestorben war.

Anders gesagt, ich habe drei Jahre und eine Amputation gebraucht, um endgültig zu spüren, was es bedeutet, Mutter zu sein.

Natürlich fühlte ich mich auch schon vor dem 13. November 2015 als Mutter, aber nur halb, nicht ganz. Ich weiß nicht, ob das an mir lag oder an Matthieu, von dem ich oft im Scherz gesagt habe, er sei Garys zweite Mama.

Bei Matthieu und mir hat alles ein bisschen länger gedauert. In unserer Geschichte gab es nicht den Blitz, der einschlug. Wir sind lange umeinander herumgestrichen, bevor wir uns entschieden haben, wir haben monatelang geschwankt, ehe wir zusammengezogen sind, und wir haben fast zehn Jahre gewartet, ehe wir daran dachten, ein Kind zu zeugen.

Wir brauchten Zeit, wir waren so verschieden.

Er war ruhig, ich war stürmisch.

Er war grüblerisch, ich war heiter.

Er war geduldig, ich war gestresst.

Er stammte aus einer linken Lehrerfamilie, ich aus einer Familie konservativer Kaufleute.

Er so dunkel, ich so blond.

Also mussten wir alles aushandeln. Kompromisse eingehen. Gewisse Reflexe ausschalten. Wir mussten uns in den anderen hineinversetzen, manchmal den Rückwärtsgang einlegen, um die richtige Richtung wiederzufinden.

Wir wollten zusammen tanzen, aber ehe wir unseren Rhythmus gefunden haben, sind wir uns gegenseitig freundlich auf die Füße getreten.

Und eines Tages haben wir endlich dieselbe Melodie gehört.

Einen leisen Tango.

Er hat mich in die Arme genommen, und unsere Schritte wurden geschmeidig.

Ich habe mir ein Rüschenkleid gekauft, Matthieu hat einen Hut aufgesetzt, und wir ließen vor Glück unsere Füße wirbeln.

Wir fühlten uns unverwundbar.

Und ich glaube, wir waren es auch.

Aber das hat jetzt keine Bedeutung mehr.

Im Winter 2011 haben wir eine Wohnung gefunden, die einzige, die wir je zusammen ausgesucht haben. Der Makler, mit dem wir uns verabredet hatten, öffnete die Tür, und wir haben uns sofort gefragt, was dieser Fremde bei uns zu suchen hatte!

Bis dahin wohnten wir in Montmartre, in der kleinen Zweizimmerwohnung meiner Pariser Anfänge. Wir haben den Blick auf den Eiffelturm gegen die Porte Saint-Denis im Herzen von Paris eingetauscht, die Gemüsehändler der Rue des Martyrs gegen die afrikanischen Friseure in der Rue du Faubourg-Saint-Martin. Mit unseren Kartons, in denen schon ein ganzes gemeinsames Leben steckte, verließen wir ein winziges Apartment mit Aussicht und zogen in eine geräumige Wohnung mit zwei Schlaf- und einem Arbeitszimmer.

Zwei Schlafzimmer also (und ein Arbeitszimmer).

Da hat es klick gemacht.

Wir hatten gewartet, bis wir im Zimmer unseres zukünftigen Kindes standen, bevor wir es wagten, uns vorzustellen, Eltern zu werden! Orte waren wichtig für Matthieu. In unserer privaten Geografie drängte sich diese

Wohnung als das Reich unserer Familie auf. Als wir an unserem ersten Abend dort die Tür hinter uns schlossen, waren wir schon nicht mehr nur ein Paar.

Ich dachte jeden Tag ein bisschen mehr daran. Ich versuchte mir vorzustellen, wie ein Gesicht aussehen könnte, das ein bisschen ich wäre und ein bisschen er. Ich fühlte mich bereit. Matthieu sagte, dass nur der Wunsch zählte, nicht das Datum, an dem es passierte. Der Kerl versuchte Zeit zu schinden!

Und dann kam der Sommerhimmel.

Ein paar Tage nach unserem Umzug fuhren wir in das Haus meines Bruders und meiner Schwägerin auf Korsika, für uns ein anderer Name für Glück.

Wir stellten unsere Koffer in der Hitze des Inselsüdens ab. Wir ließen die Hektik der Stadt mit der Sonne zusammen im Meer versinken. Der Stress des Jahres rieselte zwischen die Sandkörner am Strand. Wir luden im Salzwasser eines dreißig Grad warmen Meeres unsere Batterien wieder auf.

In jenem Sommer löste sich unsere Angst davor, Eltern zu werden, auf wie die Eiswürfel in unserem Rosé. Sie ist verschwunden, und wir haben sie nie wiedergesehen.

Ein paar Wochen nach unserer Rückkehr nach Paris wurde ich schwanger.

Es passierte so schnell, dass wir ein bisschen benommen waren.

Und so glücklich.

Mein Bauch rundete sich um dieses immer weiter voranschreitende Abenteuer. Alles drehte sich um meinen Nabel. Ich war ein wenig gestresst, es kam mir vor, als brütete ich ein Kristallei aus, und Matthieu hatte Schuldgefühle, weil er es mir nicht leichter machen konnte. Er hätte es sogar fertiggebracht, an meiner Stelle den dicken Bauch zu tragen, wenn das möglich gewesen wäre.

Am 10. Juli 2012 um 11 Uhr 55 kam Gary zu Welt, und von diesem Moment an änderte sich alles.

Natürlich waren wir bereit, aber niemand hatte uns auf das Wichtigste vorbereitet: das Glück, die Freude, die offensichtliche Tatsache, wirklich zu dritt zu sein.

Wir haben uns von diesem kleinen Geschöpf mit den großen Augen gefangen nehmen lassen, nichts anderes war mehr von Bedeutung. Für unsere Freunde war das irritierend: Bisher waren wir als zwei sehr eigenständige Menschen durchs Leben gegangen, und nun verwandelten wir uns von einem Tag auf den anderen in ein einziges, dreiköpfiges Wesen.

Drei Wochen nach seiner Geburt fuhren wir wieder nach Korsika.

Man muss den Kreis immer schließen.

Wir haben nicht mehr den Sonnenuntergang betrachtet, wir haben nicht mehr die Hände im Sand vergraben, wir haben keinen Mittagsschlaf unter Sonnenschirmen mehr gehalten. Wir haben fast keinen Rosé mehr getrunken.

Nein.

Wir hatten nur noch Augen für unser kleines Wir.

Matthieu, der sich vorher nie für Babys interessiert hatte, geriet über jeden Wimpernschlag unseres eigenen in Verzückung. Bei Garys erstem Atemzug habe ich gespürt, wie er sich veränderte. Ich erinnere mich an jede einzelne Sekunde. Als Gary nach endlosen Wehen schließlich aus meinem Bauch herauskam, nahm Matthieu ihn auf den Arm. Er begann ihn mit einer Zärtlichkeit zu wiegen, die ich an ihm nicht kannte.

Er sah ihn lange und eindringlich an, dann begann er zu weinen.

Ein unerschöpflicher Quell der Tränen.

Und jedes Mal, wenn er später von der Geburt erzählte, kamen sie wieder, ein Bach, der über seine Wangen rann.

Diese Reaktion war ebenso berührend wie unerwartet. Matthieu war kein Mensch, der sich von Gefühlen überwältigen ließ. Ich verglich ihn immer mit einem Krebs: Er ging jede Situation seitlich an, niemals frontal. Im Gegensatz zu mir trat er stets einen Schritt zurück und dachte nach, bevor er fühlte.

Gary hat ihn erschüttert. Er hat ihn an die Grenzen seines Seins geschleudert. Er hat seinen Panzer aufgebrochen und ihm Zugang zu unbekannten Bereichen seiner Seele geschenkt.

Zeuge dieser Verwandlung zu werden war unglaublich schön.

Ich hatte den Mann geliebt, und ich vergötterte den Vater, der da vor meinen Augen geboren wurde. Ich hätte mir nie vorstellen können, dass ein solches Glück existiert.

Unsere Tage waren bis auf die Minute durchgetaktet, voll und ganz auf das eine Ziel hin ausgerichtet: nach Hause zu kommen, in unseren Kokon zurückzukehren, nur noch wir drei zu sein und jeden Abend den gleichen Tanz zu eröffnen.

Meistens badete ich Gary, während Matthieu kochte. Danach gönnten wir uns fünf Minuten, um ein Glas Wein zu trinken und einander von unserem Tag zu erzählen.

Ich liebte diese Routine, dabei hatte ich immer gedacht, ich würde so etwas hassen.

Nach dem Abendessen brachte Matthieu Gary ins Bett. Das war ihr größter Spaß. Immer der gleiche Ablauf: eine Balgerei unter Jungs, dann plötzlich Stille, eine Geschichte, zwei Geschichten, drei Geschichten. Bei der vierten Geschichte ging ich rüber und unterbrach sie für einen letzten Kuss. Unser Tag als Eltern endete, unser Abend als Paar konnte beginnen.

Das Signal dazu war immer gleich: Matthieu zündete sich eine Zigarette an.

Anfangs teilten wir uns alle Aufgaben, es kam nicht infrage, dass einer mehr machte als der andere. Abwechselnd das Fläschchen geben, abwechselnd wickeln, abwechselnd baden, abwechselnd morgens den Kleinen aus dem Bett holen, aber dafür Küsse hoch zwei auf seinen Bauch.

Ich sagte mir oft, dass er alles besser konnte als ich.

Ein paar Monate nach Garys Geburt überkam mich plötzlich ein Unbehagen.

Ich verspürte das Bedürfnis, alles etwas weniger streng zu organisieren. Ich wollte Gary jeden Abend baden dürfen, ohne verhandeln zu müssen.

Wir haben darüber geredet.

Ich fragte mich, ob wir unser Elterndasein nicht mehr »gendern« sollten.

Matthieu hat sich über mich lustig gemacht: Mama backt Kuchen, und Papa ist der Heimwerker, oder was?

Wir haben gelacht.

Seit diesem Abend durfte ich Gary jeden Abend baden

und er die Gutenachtgeschichte erzählen. Alles andere teilten wir weiterhin gerecht auf.

Es spricht ja auch wirklich nichts dagegen, zwei Mamas zu haben.

War ich deshalb eine halbe Mutter? Ich weiß es nicht. Ich glaube nicht. Was ich jedoch weiß, ist, dass ich in dem Moment, als ich Gary verkündete, dass sein Vater gestorben war, innerhalb weniger Sekunden alle Aspekte der Rolle einer Mutter kennenlernte – Aspekte, die vielen Frauen zum Glück erspart bleiben.

November im Januar

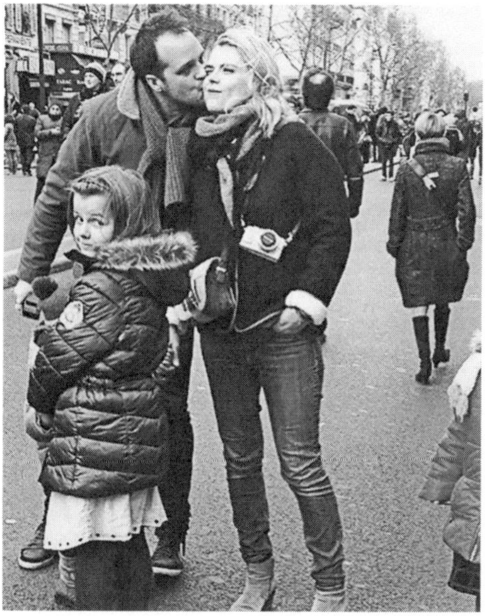

Es gab eine Generalprobe, auch wenn wir es in dem Moment noch nicht wussten.

Es sei denn, mein Körper hat es damals schon begriffen, denn er versetzte mich in eine instinktive Panik, wie ein Tier, das die Gefahr spürt, lange bevor sie kommt.

Ich erinnere mich an diese Woche als einen langen Tunnel der Schockstarre.

An jenem Mittwoch, dem 7. Januar, war ich mit Gary zu Hause. Ich hatte eigentlich mit ihm zum Karussell an der Place de la République gehen wollen, aber es war zu kalt. Wäre es etwas wärmer gewesen, hätte ich sicher gehört, wie sich das entsetzte Raunen in der Stadt ausbreitete, noch bevor ich wusste, dass die Büros von *Charlie Hebdo*, nur ein paar Minuten von dem Platz entfernt, an dem mein Sohn hätte spielen können, zum Schauplatz eines grauenvollen Gemetzels geworden waren.

Ich habe es aus dem Radio erfahren.

Wie betäubt habe ich den Fernseher eingeschaltet und in dem ununterbrochenen Strom von Informationen nach einem Sinn in diesem Irrsinn gesucht. Ich musste wissen, musste sehen.

Ich hatte das Gefühl, das würde mir helfen zu verstehen.

Aber was gibt es bei all dem schon zu verstehen?

Diese Frage stelle ich mir immer noch.

In Endlosschleife fernzusehen war eine Ablenkung, eine wahnhafte Möglichkeit, das Geschehen auf Distanz zu halten, um akzeptieren zu können, dass dieser Anschlag tatsächlich ganz in unserer Nähe stattgefunden hatte, in unserem Paris, an einem Ort, der für einen wichtigen Teil unserer Identität stand, für unsere Unverschämtheit, für unsere Freiheit.

Während ich in diesen kopflosen Tagen die ganzen Bilder in mich einsog, erkannte ich, dass die Zeit der Unschuld vorüber war. Als seien unsere Stärke, unsere Sicherheit, unser Vertrauen mit einem Mal weggebrochen – all diese natürlichen Gewissheiten, derer man sich erst bewusst wird, wenn sie nicht mehr da sind.

Matthieu hatten die Geschehnisse auch mitgenommen, aber anders. Er war schon immer weniger naiv gewesen als ich. Er las jeden Tag Zeitung und hielt seit Langem Seminare zum Thema Geopolitik (irgendwann werde ich vielleicht den Mut aufbringen, das Skript zu lesen, das er über den internationalen Terrorismus verfasst hat und in dem er mehr oder weniger beschreibt, wie er später getötet werden wird).

Dass wir so unmittelbar betroffen waren, überraschte

ihn nicht. Der Anschlag auf *Charlie Hebdo* erfüllte ihn, der geahnt hatte, dass etwas Derartiges früher oder später passieren musste, »nur« mit einer abgrundtiefen Traurigkeit, mit Schmerz über das Unausweichliche.

In dieser Woche haben wir wenig über den Hintergrund der Ereignisse gesprochen.

Wir erlebten sie nicht auf dieselbe Weise.

Ich bekam einen ersten Eindruck vom Irrsinn unserer Zeit, und das auf eine sehr konkrete Weise: Ich brauchte nur die Ohren zu spitzen, dann hörte ich die Polizeisirenen, die unsere wankende Welt zerrissen.

Matthieu hingegen trauerte um Menschen, die er als Geistesverwandte betrachtete.

So lebten wir mehrere Tage wie nebeneinander her. Bis zum Freitag, dem Tag der Geiselnahmen in dem jüdischen Supermarkt und in Dammartin-en-Goële. Ich verbrachte diesen Tag in großer Angst.

Wo ich mich befand, drohte mir keine Gefahr, aber ich hatte trotzdem Angst, tief empfundene Angst. Eine sehr primitive Angst, eine Vorahnung?

Ich habe mich in unserer Wohnung verkrochen.

Unter der Dusche hatte ich aus dem Radio erfahren, dass nicht weit von Paris entfernt eine groß angelegte Razzia stattfand, um die Gebrüder Kouachi aufzuspüren und zu verhaften. Gary war bei mir, ich konnte nicht länger Nachrichtenkanäle schauen oder Radio hören. Ich verfolgte die Ereignisse im Liveticker von *Le Monde*, den ich fieberhaft alle fünf Minuten aktualisierte. Wie lang ein Tag zu Hause mit einem Zweijährigen werden kann, wenn man versucht, seine Panik zu verbergen! Um sechzehn Uhr schlug ich vor, im Hausflur Fußball zu spielen. Vorher hatte ich schon gemalt, gepuzzelt und ein Dutzend anderer Spiele gespielt, ohne wirklich bei der Sache zu sein, jetzt musste ich mich bewegen.

Aber selbst darauf konnte ich mich nicht konzentrieren.

Unmöglich.

Die Unruhe war stärker als ich, stärker als die Mutter, die für ihren Kleinen durchhalten muss, stärker als das beschwörende »Mach dir keine Sorgen, das geht wieder vorbei«. Sie nahm den ganzen Raum ein, raubte mir die Luft zum Atmen. Wir mussten alle drei zusammen sein, mussten den Kokon verschließen, unsere kleine Welt beschützen. Matthieu war bei der Arbeit. Ich habe ihn angerufen, ich wollte, dass er schnell nach Hause kommt, sich in Sicherheit bringt, meine Angst beschwichtigt. Er hat sofort begriffen und ist, ohne zu zögern oder zu versuchen, mich zur Vernunft zu bringen, gleich zurückgekommen.

Matthieu ging immer ans Telefon. Egal, wo er war oder was er gerade machte. Ich habe es nie geschafft, mir seinen Stundenplan an der Uni zu merken, und habe ihn oft angerufen, während er gerade ein Seminar gab. Er ging ans Handy und sagte leise, dass er gerade nicht reden könne. Nur am 13. November ist er nicht rangegangen. Ich habe ihn hundert Mal angerufen. Tausend Mal. Ich habe Unmengen von SMS geschickt. Und dann, sehr schnell, gegen zweiundzwanzig Uhr, habe ich einfach nur *»Ich liebe dich«* geschrieben, wie einen Ballon, den man in den Himmel aufsteigen lässt.

Ich werde nie erfahren, ob er es gelesen hat.

Als ich ein paar Wochen später sein Handy zurückbekam, habe ich es in die Hand genommen und mich auf mein Bett gesetzt. Minutenlang habe ich mich gefragt, ob ich es einschalten sollte oder nicht. Ich habe es hin und her gewendet, immer wieder, und dann habe ich es auf seinen Schreibtisch gelegt, dorthin, wo er es immer abgelegt hat, wenn er abends nach Hause kam.

Er wusste, dass ich ihn liebte.

Ja, das wusste er.

An diesem Freitag im Januar ist Matthieu zurückgekommen, meine beiden Männer waren zu Hause, ich konnte mich wieder mit meiner Basis verbinden, mich zur Vernunft rufen und aufhören, Angst zu haben.

Zwei Tage später, am Sonntag, den 11. Januar, fand der große »republikanische Marsch« statt, der ganz Paris überfluten sollte. Es war klar, dass wir daran teilnehmen würden. Wir brauchten das Gefühl, im Fall eines Anschlags mit Tausenden anderen vereint zu sein. Wir mussten der Welt zeigen, dass wir uns nicht unterkriegen ließen. Dass wir uns der Angst nicht beugten. Ich hätte mir nicht träumen lassen, dass das für mich eine Art Aufwärmübung war und ich dieselben Kräfte knapp ein Jahr später hundertfach aufs Neue würde mobilisieren müssen.

Es war ein sehr kalter, aber schöner Tag.

Das Ende einer irrwitzigen Woche, die uns erschöpft hatte.

Um ein bisschen Energie zu tanken, hatten wir zu einem Familienessen eingeladen. Das machten wir nicht oft. Normalerweise blieben wir sonntags lieber zu dritt. Genossen das Wir.

Aber dieser Sonntag war anders. An diesem Sonntag war »Wir« mehr als nur wir drei.

Meine Schwester hatte gezögert, ihre Kinder mitzubringen, aber meine Zuversicht hatte über ihre Befürchtungen gesiegt. Wir würden alle zusammen gehen.

Wir haben gegessen, was wir immer essen, wenn die Familie versammelt ist: Schweinebraten mit Maronen und grünen Bohnen. Nur eines haben wir nicht so gemacht wie sonst. Wir haben keinen Champagner getrunken.

Nach dem Mittagessen gingen wir nach draußen. Statt der Autos, die normalerweise die Boulevards verstopfen, sahen wir vor unserem Haus eine Flut von Menschen, eine unüberschaubare Menge, Tausende und Abertausende von Parisern. Kein Hupen, keine Sirenen mehr, nur tiefe Stille.

Ich schaute mich um, ich drückte die Hand unseres Sohnes, meine Neffen und Nichten flatterten wie kleine Vögel um uns herum, ich brachte kein Wort heraus.

Die Schönheit dieser schweigenden Gemeinschaft trieb mir die Tränen in die Augen.

Matthieu konnte meine Gefühle lesen. Er kannte sie auswendig, selbst die, die am tiefsten in meinem Inneren verborgen lagen. Er trat auf mich zu, küsste mich zärtlich und sagte: »Aurélie, das Einzige, was wir wirklich tun können, ist, uns jeden Tag noch mehr zu lieben.«

Diese Worte sind wie eine Tätowierung auf meiner Wange, eingraviert für alle Ewigkeit.

Liebe gegen den Hass.

Es war alles da, schon damals.

Kartografie des Vermissens

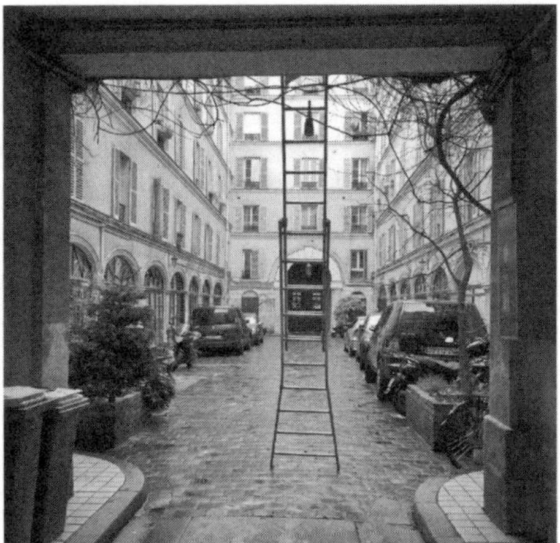

Eines Tages werde ich die Landkarte unseres Lebens zeichnen.

Matthieu wird mir dabei helfen, das ist sein Beruf, er ist Geograf. Gemeinsam werden wir die Legende schreiben. Sie wird nur die Stationen unseres Lebens zeigen, und die Linien, entlang derer wir uns aufeinander zubewegt haben. Einige Orte werden blass sein wie vom Meer polierte Kiesel, andere werden funkeln und groß und bunt das »Wir« markieren.

Anfangs lebten wir nicht zusammen.

In dem Sommer, in dem ich in eine kleine Wohnung in der Nähe von Montmartre zog, war Matthieu wegen seiner Doktorarbeit in Lissabon. Ich hatte ihm ein Foto vom Eiffelturm geschickt, den ich vom Wohnzimmer aus sehen konnte, und er hatte begonnen, sich das Leben vorzustellen, das wir beide dort erfinden würden.

Nach seiner Rückkehr kam er schon bald jeden Abend zu mir. Und so sind wir zusammengezogen: ohne die Entscheidung bewusst zu treffen, wir konnten uns nur einfach nicht mehr voneinander trennen.

Tagsüber teilte sich Matthieu eine WG mit Olivier. Sie schrieben ihre Doktorarbeit über Stadtgeografie in einer kalten Wohnung hinter der Gare de l'Est. Von dort aus sah man die Schienen, man hörte die Pfiffe der Schaffner und manchmal auch Detonationen: Unter Matthieus Fenster sprengte die Polizei verdächtige Pakete. Er zuckte zusammen, hob den Kopf und schrieb dann weiter.

Ich besuchte ihn manchmal, aber nicht sehr oft. Matthieu lebte im Grunde nicht in dieser »Studentenbude«, er arbeitete dort, mehr nicht.

Wenn ich bei ihm war, ließ ich ihn an seinem Schreibtisch sitzen und legte mich aufs Bett. Ich hörte zu, wie die Züge den Bahnhof verließen, und stellte mir vor, wir säßen in einem davon. Wir brachen auf, um ferne Regionen zu erkunden, wir waren Entdeckungsreisende. Nach ein, zwei Jahren kündigten sie die Wohnung, und Matthieu zog zu mir, in mein Zuhause mit Blick auf den Eiffelturm.

Wir waren füreinander sowohl Zufluchtsort als auch Neuland, das es zu entdecken galt.

In der Kartografie, die Matthieu für uns skizziert hatte, waren die eisigen Regionen seines Todes nicht vorgesehen. Er hatte nicht geahnt, dass ich ein Jahrzehnt später völlig verzweifelt das Bestattungsinstitut an der Avenue de la République verlassen sollte, wo ich seine letzten Kleidungsstücke abgegeben hatte und es seinen Eltern überließ, den Sarg auszusuchen.

Eine Woche nach dem 13. Wieder ein Novemberfreitag, es regnet Bindfäden. Ich habe meine Schwiegereltern beim Bestatter allein gelassen, den Sarg auszuwählen übersteigt meine Kräfte. Ich muss mich irgendwo hinsetzen.

An einem Tisch in einem traurigen Café an der Place de la République sehe ich zu, wie der Regen im Einklang mit meinem Kummer fällt. Ich denke an unseren Sohn, und plötzlich wanke ich unter einem Ansturm von Panik: Wie erklärt man einem dreijährigen Kind eine Beerdigung, eine Beisetzung?

Ich brauche Hilfe.

Meine Schwester hat mir eine Liste mit Nummern von Kinderpsychiatern zugesteckt. Ich ziehe das zerknitterte Papier aus der Tasche und gebe die erste Nummer ein. Dann noch eine und noch eine. Ein Dutzend. Der Letzte auf der Liste geht ran. Ruhig hört er mir zu. Er lässt mich reden, das Grauen schildern, das ich erlebt habe, und wartet ab, während ich ihn mit hundert Fragen überschütte.

Als ich fertig bin, antwortet er leise, es wäre das Beste,

wenn wir uns träfen. Er könne mich gleich am nächsten Tag empfangen, Samstagmorgen, zehn Uhr.

Einverstanden.

Er nennt mir die Adresse, ich notiere sie quer auf dem halb zerrissenen Zettel.

Am nächsten Tag bringt mich ein Wagen zu meinem Termin. Ich erledige zahllose Anrufe, ohne auf den Weg zu achten. Der Fahrer setzt mich vor einer grünen Tür am oberen Ende der Rue du Faubourg-Saint-Denis ab.

Die Tür ist riesig, sie reicht bis an den Himmel.

Fiebrig stoße ich sie auf.

Noch vor mir erkennen meine Schritte den Ort wieder.

Sie wissen, wohin sie gehen müssen, Treppenaufgang B.

Meine Schritte lassen mich im dritten Stock anhalten, dort erwartet mich der Psychiater. Diesmal steige ich nicht höher hinauf, nicht in den fünften Stock, wohin Matthieus Beine ihn so oft getragen haben, nicht in den fünften Stock, wo ich ab und zu darauf gewartet habe, dass mein Geliebter zu arbeiten aufhört, während ich auf seinem Bett lag und träumte, wir würden ferne Regionen erkunden.

Mir ist schwindlig.

Ich bin zehn Jahre jünger.

Ich hatte mich gewappnet, doch mit einem Mal verlässt mich alle Kraft. Die Praxis des Kinderpsychiaters, den ich *zufällig* gefunden habe, liegt in dem Gebäude, in dem Matthieu seine Doktorarbeit geschrieben hat, bloß zwei Etagen tiefer.

Ich bin so lange nicht mehr hier gewesen.

Ich hebe die Augen zum Himmel, um die in Strömen fließenden Tränen aufzuhalten. Mir wird klar, dass Matthieu immer an meiner Seite sein wird, um Gary zu begleiten.

Die erste Sitzung beginnen wir damit, uns über die Schönheit gewisser Zeichen zu unterhalten.

Schönheit fand Matthieu immer und überall.

Oft summte er mir »Paris, c'est une blonde« von Mistinguett ins Ohr. Ich mochte es, wenn er mich mit dieser Stadt assoziierte, die mich noch immer zum Träumen bringt. Als Stadtgeograf liebte er alle Städte, sie waren seine Spielwiese. Wenn wir verreisten, entschied er, welche Viertel wir besuchten, und wir spazierten stundenlang umher. Das Beste war, sich zu verlaufen, das schärft den Blick. Ich machte mich über ihn lustig, weil er »Geografenfotos« machte, wie ich sie nannte: die heruntergelassenen Rollläden vor Geschäften, Umbauarbeiten in einem Bahnhof, Arbeiter, die ein Gebäude strichen. Manchmal schmuggelte ich mich zum Spaß ins Bild: Da die Fotos meist für seine Seminare bestimmt waren, hatte ich das Gefühl, ich würde seine Studenten sehen! Tatsächlich war es umgekehrt, aber das wussten sie nicht.

Wir sind viel durch Paris gelaufen. In zehn Jahren müssen wir zusammen jede Straße am linken Seineufer abgewandert haben. Wie jeder hatten wir unsere üblichen Sonntagsspaziergänge: Als wir noch im neunten Arrondissement wohnten, gingen wir die Rue des Martyrs hinauf bis Montmartre. Oft machten wir einen kurzen Zwischenstopp im Pigalle-Viertel, um uns die Gitarrenläden anzusehen. Nachdem wir ins Zehnte umgezogen waren, schlenderten wir Richtung Rue Montorgueil oder am Canal Saint-Martin entlang. Immer dasselbe Ritual: Wir gehen ein Stück, wir finden ein Bistro, in dem wir Pause machen, wir kaufen Sushi, und wir gehen nach Hause.

Wir stammten beide aus den Bergen, doch wir gingen lieber im Pariser Smog spazieren als durch die frische Landluft. Wir hatten uns gesucht und gefunden.

Inzwischen mache ich diese Spaziergänge allein. Oder mit meinen Kindern.

Meine Wohnung zu verlassen und wieder durch die Straßen zu gehen, in denen wir so glücklich waren, ist in den ersten Tagen ein Martyrium.

Ich weiß noch, wie ich zum ersten Mal an dem Café vorbeigehen musste, in dem Matthieu jeden Morgen gearbeitet hat. Um sich konzentrieren zu können, brauchte er Geräusche und Bewegung um sich herum. Er liebte es, unter Leuten zu sein, und litt darunter, einen eher einsamen Beruf auszuüben. Morgens ging er in ein winzig kleines Bistro, das auf dem Weg zu Garys Kindergarten lag. Er setzte sich jeden Tag an denselben Tisch. Ich machte mich zu Hause fertig, und auf dem Weg zur Arbeit schaute ich kurz bei ihm vorbei. Schon bevor ich den Boulevard überquerte, sah ich ihn mit seinen Kopfhörern über den Laptop gebeugt dasitzen. Ich betrachtete ihn zärtlich, öffnete die Tür des Cafés und stahl ihm einen Kuss.

Nach dem 13. November musste ich Gary wohl oder übel in den Kindergarten bringen, musste ich wohl oder übel wieder an dem Café vorbei. Anfangs sah ich dabei starr auf meine Füße. Und dann, eines Tages, riskierte ich von der anderen Straßenseite aus einen Blick, genauso zärtlich wie früher.

Ich sah seinen leeren Tisch.

Der Besitzer kam heraus. Er lief über die Straße. Vielleicht hatte er schon seit Tagen auf mich gewartet. Er griff nach meiner Hand. Er wollte mir nur sagen, dass er keinen Kunden, sondern einen Freund verloren hatte.

Ich denke an diesen Bistro-Besitzer, und ich denke an die Bäckerin in der Rue des Martyrs. Wir sind beide gleich oft dorthin gegangen, doch während sie mir stets ein »Madame« entgegenschmetterte, begrüßte sie Matthieu mit Wangenkuss und nannte ihn beim Vornamen. (Sie hatte Geografie studiert, daran läge es, sagte er!)

Sie muss Matthieus Gesicht in der Zeitung gesehen haben. Sie muss ihrem Mann zugerufen haben, er solle schnell kommen. Sie muss lange geweint haben bei dem Gedanken, dass sie diese gütigen Augen nie wiedersehen wird.

Ich denke auch an den jungen Parkplatzwächter an dem korsischen Strand, an den wir im Sommer abends immer fuhren, um unseren Aperitif zu trinken. Wir kamen dann, wenn alle anderen gingen. Er mochte uns, ich glaube, wir waren für ihn keine Kunden wie alle anderen, vor allem Matthieu nicht.

Meistens bedeutete er uns mit einem Nicken »Fahren Sie nur, Sie können ein andermal bezahlen«. Nach dem 13. November hat er versucht, mich zu erreichen. Ich weiß, dass er sich gern mit Matthieu unterhielt, während ich ihn drängte, rasch nachzukommen. Ich weiß, dass er dieses Jahr an uns denken wird, wenn er begreift, dass ich nicht kommen werde.

Und wie könnte ich Ali unerwähnt lassen, den Betreiber des Kiosks am Boulevard de Strasbourg. Matthieu kaufte dort jeden Morgen seine Zeitungen, und samstagmorgens ließ er sich dabei etwas mehr Zeit. Sie tranken einen Kaffee zusammen. Sie unterhielten sich über die aktuellen Nachrichten und manchmal auch über ihr Leben.

Matthieu war Geograf geworden, weil er Städte liebte, aber auch und vor allem, weil er die Menschen liebte. Überall, wo er hinkam, gelang es ihm, Beziehungen zu knüpfen. Er war zurückhaltend, er brauchte eine Weile, aber dann war die Bindung von Dauer.

Ich komme jetzt oft an dem Kiosk vorbei. Manchmal gehe ich hastig weiter. Wenn ich mich stark genug fühle, schaue ich kurz hinein. Was auch immer Ali in dem Moment gerade macht, er hört damit auf. Er kommt zu mir und nimmt mich in den Arm. Ich fühle mich ihm nahe, und ich fühle mich Matthieu nahe, ich könnte nicht sagen, wieso.

Und dann ist da noch unsere Apothekerin, Esther, die die Tränen zurückhalten muss, wenn sie mich kommen sieht. Ich liebe es, wenn sie mir von Matthieu erzählt. Sie erinnert sich daran, wie ängstlich er jedes Mal war, wenn Gary krank war. Sie neckte ihn immer deswegen. Matthieu lachte: eine jüdische Mutter, die sich über einen Gluckenvater lustig macht, wie witzig.

Vielleicht werde ich eines Tages all die Leute in meinem Viertel fotografieren, die mit mir über ihn reden, Großaufnahmen von ihrem Gesicht, gleich nachdem sie mir von ihrem Matthieu erzählt haben. Im Glanz ihrer Augen werde ich vielleicht das Licht meines Geliebten erkennen.

Den Widerstand organisieren

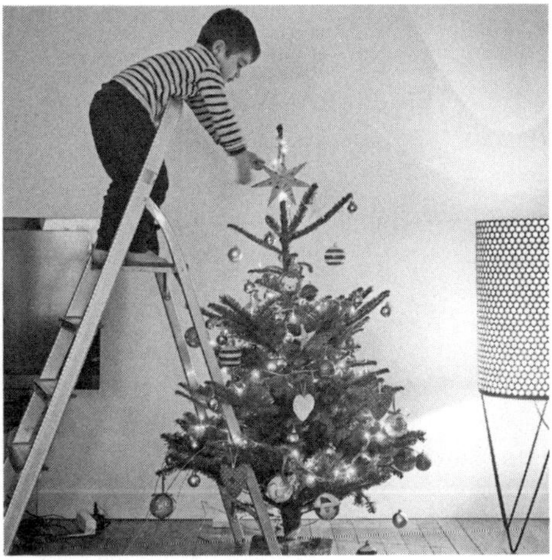

Ich frage mich, wie oft ich den Albtraum noch durchleben werde. Tausendmal am Tag spule ich den Film vor meinem inneren Auge ab. Hätten wir es verhindern können? Den Ablauf noch einmal durchzugehen, den Fehler zu suchen ist sinnlos, aber ich tue nichts anderes.

Freitagabend, Freitag, der 13.

Es war eine hektische Woche, und ich bin froh, mich ausruhen zu können, während Matthieu bei dem Konzert ist. Im letzten Moment zweifelt er, ob er überhaupt hingehen soll. Das ist so typisch für ihn. Er will, dass ich ihm noch einmal sage, wie froh ich bin, ein bisschen allein zu sein, ich werde mir ein Bad einlassen, einen guten Film aussuchen und mit dem Gefühl ins Bett gehen, ich sei die Königin der Welt.

Es freut ihn, zu wissen, dass es mir nichts ausmacht, wenn er fortgeht.

Wir sind zwei Einzelgänger, und zum Glück sind unsere Einsamkeiten miteinander kompatibel: Sie versuchen nicht, sich miteinander zu verbinden, sie leben miteinander, sie respektieren einander.

Gary schläft ein. Ich dämpfe das Licht in der Wohnung, nur die Lichterkette um das Bücherregal leuchtet noch. Mein Abend beginnt gut. Matthieu zieht sich an, ich begleite ihn zur Tür.

Bevor er geht, stibitzt er mir meinen Schal.

Küsschen, bis nachher.

Gegen zweiundzwanzig Uhr klingelt mein Handy. Ich hätte es ausschalten sollen, ich mag nicht, dass man meine Stille stört, wenn ich allein bin. Es ist Nadia. Es sieht ihr gar nicht ähnlich, mich so spät noch anzurufen.

Ich gehe ran.

Sie weint.

Sie ist in Panik. Sie ist draußen auf der Straße, und »Paris brennt«. Ich fordere sie auf, sich zu beruhigen, zu versuchen, mir ganz langsam zu erklären, was los ist. Ich beginne zu begreifen. Ich sage ihr: »Matthieu ist im Bataclan.« Sie drängt ihre Tränen zurück, ich stelle mir vor, wie sie sich mit einem Ruck aufrichtet. Ihre Stimme wird wieder klar. Ihre Panik ist so höflich, der meinen den Vortritt zu lassen. »Schalt den Fernseher ein, wir legen auf.«

Die Lichterkette ist ausgeschaltet, nur der Fernseher erhellt noch die Wohnung. Ich sehe undeutliche Bilder, Menschen laufen durch die Straße. Ich versuche zu begreifen, und gleichzeitig schicke ich Matthieu eine SMS, dass er nach Hause kommen soll. Dann rufe ich ihn an. Er geht nicht ran.

Ich reibe mir die Augen, ich strecke mich.

Was ist da los?

Ich lese das Laufband des Nachrichtensenders, bis dort steht: »*Geiselnahme im Bataclan*«.

Geiselnahme im Bataclan.

Ich kann nicht denken, ich rufe meine Schwester an.

Es klingelt. Einmal. Zweimal. Zehnmal. Weder Matthieu noch sie gehen ran. Es ist zum Verrücktwerden. Endlich meldet sich jemand. Ich weiß nicht, ob ich gerade Fabienne oder Matthieu anrufe. Es ist Fabienne.

Ich störe sie. Die Tochter des Paares, bei dem sie und ihr Mann zu Besuch sind, hat ihr das Handy gebracht. Es klingelt schon so lange in ihrer Handtasche im Flur, dass sie davon aufgewacht ist. Für Fabienne ist es noch ein Freitagabend wie jeder andere. Sie ist bei Freunden und würde gern in Ruhe zu Abend essen.

Beim Klang meiner Stimme schluckt sie ihren Ärger sofort hinunter.

»Was? Nicht so schnell, Aurélie. Jetzt noch mal in einem ganzen Satz.«

»Matthieu / Bataclan / Geiselnahme / Komm / Kommt/ Schnell.«

»Okay, du rührst dich nicht vom Fleck, ich bin gleich da, wir sind gleich da.«

Ein paar Minuten später stehen Fabienne und Yves in unserem Wohnzimmer. Sie wohnen außerhalb von Paris, aber an diesem Abend waren sie ganz in der Nähe zum Essen eingeladen. Ich weiß nicht, ob sie sich unterwegs schon eine Strategie zurechtgelegt haben, aber als sie eintreffen, sind sie ein voll funktionsfähiges Kriseninterventionsteam. Die Aufgaben sind bereits verteilt: Yves setzt sich auf einen Stuhl fünf Zentimeter vor dem Fernseher, damit ich nichts sehen kann, und Fabienne kümmert sich um mich. Die ganze Nacht lang. Und in den Tagen danach. Bis heute.

Ich bin die Nachzüglerin der Familie. Mein Bruder ist zwölf Jahre älter als ich und meine Schwester sieben. Sieben Jahre: Das ist viel und wenig zugleich.

Fabienne und ich sind sehr verschieden. Wir hatten nicht immer dieselben Ansichten darüber, welches Leben wir führen wollten, und ich weiß, dass sie mich lange als den »Punk« der Familie betrachtet hat. Es stimmt, dass es mir zu Hause manchmal zu eng war: Bei uns hat man klare Vorstellungen, die Dinge sind, wie sie sind, darüber muss man nicht hundert Jahre reden. Ich diskutiere lieber, es gefällt mir sogar, unrecht zu haben.

Ich stamme aus einer Familie katholischer Bergbewohner. Meine Eltern wurden als Bauern geboren. Doch als überall die Wintersportorte aufkamen, haben sie sich, dank ihres guten Riechers und ihrer Talente, umorientiert und sind unter die Großhändler gegangen. Wir hatten eine glückliche Kindheit, ohne materielle Sorgen oder Ängste. Ich bin mit der Vorstellung aufgewachsen, dass die Familie das Wichtigste auf der Welt ist. Die unsere funktioniert ein bisschen so wie ein Clan.

Matthieu lachte immer darüber und nannte uns »die Meute«.

Bei den Silvestres feiert man große Hochzeiten und tauft die Babys, so in etwa läuft das. Aber ich konnte damit noch nie viel anfangen, und meine Begegnung mit Matthieu, einem erbitterten Kirchengegner und Kritiker der Institution Ehe, hat die Sache nicht besser gemacht. Ich glaube, vor allem das war der Grund, warum meine Schwester mich damals als »Punk« empfand: Im Laufe der Zeit ist es mir so ganz nebenbei gelungen, in unserer Familie eine neue Art zu denken, zu leben und zu sein durchzusetzen. Heute zweifelt niemand mehr daran, dass Matthieu, Gary und ich eine richtige Familie sind.

Trotz unserer Verschiedenheit ist es Fabienne, die ich anrufe, als ich von der Geiselnahme im Bataclan erfahre. Ohne jedes Zögern. Und als sie nicht rangeht, rufe ich noch einmal an, wieder und wieder: Ich will niemand anderen als sie an meiner Seite.

Als ich im Laufe des Abends begreife, dass mein Leben in sich zusammenbricht, sind es Fabienne und Yves, die mir beistehen. Als mein Schiff auf die Klippen zusteuert, steigen sie mit mir an Deck. Ohne groß darüber nachzudenken, ohne sich miteinander abzusprechen. Ohne zu zögern. Sie hätten eine Art Selbstschutzreflex entwickeln können. Sie hätten Angst bekommen und den instinktiven Drang verspüren können, sich von meinem Schmerz fernzuhalten. Sie hätten sich auf ihre kleine Familie konzentrieren, ihre eigene Haut retten können. Nein. Dieser Gedanke ist ihnen überhaupt nicht gekommen. Ihre ganze Familie hat sich neu organisiert, um uns einen Platz zu geben. Sie haben sich an meine Seite gestellt. Und gemeinsam haben wir den Widerstand organisiert.

Als wir eine Woche nach dem 13. November vom Bestatter zurückkommen, schlägt Fabienne mir vor, das Wochenende bei ihnen in ihrem Vorort zu verbringen. Ich wäre selbst nicht darauf gekommen, aber sie hat recht, ich muss raus aus Paris, darf nicht länger die Sirenen hören, muss die Wohnung verlassen können, ohne das Gefühl zu haben, über ein Schlachtfeld zu laufen. Ich muss das Gefühl haben können, es wäre immer noch möglich, die Zeit anzuhalten. Ich packe ein paar Sachen zusammen, und wir brechen so hastig auf, als könnten wir einen Zug verpassen.

So werden wir es halten, bis ich Paris im Februar verlasse, um bei meinen Eltern in der Provinz mein Kind zur Welt zu bringen.

Diese Wochenenden »auf dem Land« geben unseren Wochen einen Rhythmus. Gary und ich zählen, wie oft er bis zum Freitag noch schlafen muss, und nach ein paar Wochen sind wir genauso froh darüber, am Sonntagabend wieder zu zweit zu sein – anfangs leidet Gary noch sehr darunter, dass wir »wirklich ganz allein« sind, eine sanfte und traurige Formulierung dafür, dass wir nicht mehr zu dritt sind.

Jeden Freitag nehmen wir einen Uber-Wagen, ein »schwarzes Auto«, wie Gary es nennt. Gegen siebzehn Uhr fahren wir los, um nicht in den Stau zu kommen. Wir haben ein Papiertütchen mit Haribo-Krokodilen und Smarties dabei und machen es uns im Wagen gemütlich, als nähmen wir in einem Theatersaal Platz.

Die Fahrt durch Paris hinaus nach Boulogne ist wunderschön: die großen Boulevards / die Oper / die Madeleine / Place de la Concorde / die Nationalversammlung / der Eiffelturm. Es gibt so viel zu sehen, dass wir kaum miteinander reden. Oft sehen wir unglaubliche Sonnenuntergänge. An solchen Abenden sagt Gary, dass Matthieu den Himmel bunt gemalt haben muss. Ich fotografiere sie, als wäre ich eine Touristin.

Durch das Autofenster hindurch können wir die Schönheit der Stadt beinahe berühren.

Aufrecht und anrührend leistet Paris dem Grauen Widerstand.

Sie ist unsere Freundin.

In Boulogne fühlen wir uns willkommen. Das ist beileibe nicht überall so.

Nach dem 13. November wurden Gary und ich abrupt in eine Rolle gedrängt, die wir uns wahrlich nicht ausgesucht hatten. Wir wurden zu einem Symbol für die Grausamkeit unserer Zeit. Allein durch unsere Gegenwart verunsichern wir diejenigen, die nicht sehen wollen, dass das Leben brutal und launenhaft sein kann.

Ich erinnere mich an einen Abend im letzten Frühjahr. Ich freute mich darauf, ohne Kind auszugehen und etwas zu trinken. Als ich ankam, erstarrten einige der Gäste. Für sie war die Feier beendet. Ich bin nicht länger der fröhliche Wirbelwind, auf den die Leute warten, weil man mit ihm so viel Spaß haben kann. Für manche bin ich jetzt das Gesicht der Katastrophe, eine Art traurige Mahnung, dass wir alle sterblich sind.

Selbst wenn ich lächle, selbst wenn ich voller Leben bin.

Ich weiß nicht, wie lange wir diese Begräbnisschwere noch mit uns herumtragen müssen.

In Boulogne haben wir niemals dieses Gefühl.

Weil wir die Katastrophe gemeinsam durchlebt haben, sind wir dort frei.

Wir können weinen, wenn es schwer ist, schreien, wenn alles ungerecht ist, und lachen, wenn etwas komisch ist.

Wir klingeln. Fabienne und Yves öffnen das Eingangstor, hinter ihnen warten die drei Kinder, jedes auf seiner Stufe der Vortreppe. Wir könnten uns nicht bedeutender vorkommen, wenn sich die Szene im Élyséepalast abspielte und der Präsident der Republik auf der Freitreppe stünde! Gary ist so glücklich, dass er Fabienne und Yves beinahe umreißt, um in die Badewanne zu gelangen, in die seine Vettern schon vorausgehüpft sind.

Meine Schwester und ich nehmen uns fünf Minuten Zeit, um miteinander zu reden.

Wie in einer (immer noch) ganz normalen Familie.

Nach dieser scheinbaren Normalität haben wir lange gesucht. Nicht, um so zu tun, als sei nichts passiert – wie könnten wir? –, sondern um durchzuhalten. Um auf den Beinen zu bleiben. Ich habe keine andere Möglichkeit gesehen, das alles zu überstehen. Weitermachen. Das tun, was wir immer getan haben. Den Rhythmus beibehalten, die Lebensmaschine in Gang halten. So wie man im Winter immer weiterfährt, damit der Motor des Wagens warm bleibt: Wenn er ausgeht, ist alles vorbei.

Wir gehen auf den Weihnachtsmarkt, wir schmücken den Baum, und Gary steckt den Stern auf die Spitze, wir fahren draußen auf dem Platz Karussell, wir essen sonntagmittags in einem Restaurant. Wir fahren Schlitten, Gary macht einen Skikurs, wir gehen in die Bibliothek. Am ersten Januar wünschen wir einander ein »frohes neues Jahr« und halten uns, beinahe ohne zu weinen, fest in den Armen. Wir essen Popcorn im Kino, wir frieren beim Eislaufen. Manchmal denke ich, dass Matthieu lächeln muss, wenn er sieht, was wir so treiben. Er hat meine Familie immer mit leiser Zärtlichkeit betrachtet, hielt uns alle für ein wenig verrückt, und das bestätigt sich nun! Und ich sage mir, dass es ihn bestimmt beruhigt, zu spüren, dass wir fähig sind, die Liebe da zu ergreifen, wo sie ist. Sein Weggang hat die Tanks so leer zurückgelassen, und jetzt füllen wir sie wieder ein bisschen auf.

Manchmal laden wir samstags Freunde zu meiner Schwester ein. Diejenigen, die für uns da gewesen sind und immer da sein werden. Meine »Keep Walking Crew«. Ich verlege meine Clique in die Provinz, indem ich sie zu »Keep Walking Dinners« in den Vorort kommen lasse. Yves lacht über sie und nennt sie die »Häschen«: Man braucht nur zu pfeifen, schon heben sie alle den Kopf und kommen angelaufen. Sie sind immer pünktlich, der beste Beweis dafür, dass die Umstände außergewöhnlich sind! Wir umarmen einander fest, wie um uns gegenseitig zu wärmen in einem Winter, in dem es nie richtig hell wird, und dann, ganz langsam, fangen wir wieder an zu lachen.

Wie klein die Freuden auch sein mögen, wir suchen sie dort, wo sie sich verstecken.

Alle tragen dazu bei, nicht nur die Erwachsenen, auch die Kinder. Es ist die schönste Schnitzeljagd, die wir je organisieren durften.

Manchmal sind wir erfolgreich, manchmal kommen wir unverrichteter Dinge zurück.

Aber das ist nicht schlimm: Manche Schlachten sind schöner als der Sieg.

Privatleben ohne Leben

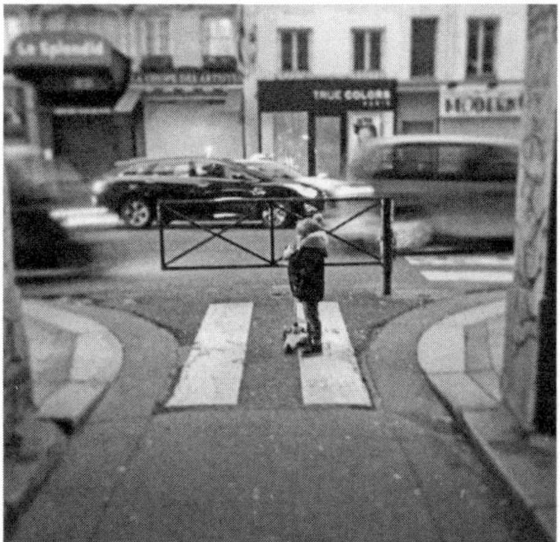

Auf die Nacht des 13. November folgt Samstag, der 14. Matthieu kommt nicht nach Hause. Im Flur öffnet sich die Aufzugtür, aber es ist niemals er. Fabienne hat ihr Handy weggesteckt, sie weiß jetzt, dass sie kein Foto von unserem Wiedersehen machen wird. Nach und nach treffen die Verwandten aus der Provinz ein. Meine Eltern, meine Schwiegereltern, meine Schwägerin Marion und mein Schwager Will. Auch Gilles und Isabelle sind da, Matthieus Vetter und Cousine, die in Paris leben.

Wir müssen uns ablenken.

Versuchen, die Angst zu überlisten.

Wir befinden uns im selben Zimmer, doch jeder von uns ist allein.

Wir vermeiden jede Berührung, ich schaue niemandem in die Augen. Wir tun so, als hielten wir stand, kein mitleidiger Blick, keine zu nachdrückliche Geste soll einen von uns zu Fall bringen, er würde alle anderen in seinem Sturz mitreißen.

Ich beschließe, die Krankenhäuser abzutelefonieren.

Das ist doch eine sinnvolle Beschäftigung: ihn suchen.

Etwas tun.

»Guten Tag, ich rufe an, weil mein Mann gestern im Bataclan war und nicht nach Hause gekommen ist. Er ist groß, dunkelhaarig, blaue Augen, hat ein Muttermal oben an der Leiste und einen riesigen Leberfleck unter den Haaren. Ist er bei Ihnen? Natürlich warte ich … Er ist nicht da? Vielen Dank. Alles Gute.«

Jedes Mal, wenn ich den roten Knopf an meinem Handy drücke, um das Gespräch zu beenden, schneide ich mir ins eigene Fleisch.

Schließlich senkt sich die Nacht auf unsere Hoffnungen herab.

Wieder und wieder öffnet sich der Aufzug, aber unsere Tür bleibt zu.

Ich willige ein, in den sozialen Netzwerken eine Suchmeldung zu posten. Bis dahin wollte ich das nicht, ich konnte es nicht. Einzugestehen, dass Matthieu nicht nach Hause gekommen ist, bedeutet, den Gedanken zu akzeptieren, dass er verschwunden ist. Matthieu kann nicht verschwunden sein. Das ist unmöglich.

Gegen neunzehn Uhr gebe ich mich geschlagen, ich setze mich hin und offenbare der Welt meine Verzweiflung.

Für den Post brauche ich ein Foto von ihm. Ich wische durch die Bilder auf meinem Handy und bleibe bei dem neuesten hängen. Das, welches ich vergangenen Samstag im Centre Pompidou aufgenommen habe. Wir hatten Gary zu einem Kinderworkshop mitgenommen und unseren Ausflug in der obersten Etage enden lassen, von wo aus wir auf Paris hinunterschauten. Ich passe den Bildausschnitt an. Ich entferne Gary in den Armen seines Vaters, ich entferne den Ausblick auf Paris. Ich schneide unser Glück ab.

Ich gehe auf Facebook, dann auf Twitter, ich stelle das Foto ein, ich schreibe einen Text dazu, und ich klicke auf »Posten«.

Wir essen Pizza. Wir tun so, als ob. Wir berühren uns nicht. Wir sehen einander nicht an. Ich ziehe ein letztes Mal den Schlüssel innen aus dem Schloss, damit er nicht ausgesperrt ist, wenn er nach Hause kommt. Und ich gehe ins Bett.

Gegen zweiundzwanzig Uhr weckt mich mein Vater mit drei Worten, die mich in den Abgrund stoßen.

Matthieu ist tot.

Am Sonntag, dem 15. November, liege ich in meinem Bett, benommen von meiner zweiten nahezu schlaflosen, stockfinsteren Nacht. Die drei Wörter sind nicht verschwunden, sie haben sich bei Tagesanbruch nicht in Luft aufgelöst. Sie setzen sich fest, für sehr lange Zeit.

Ich schalte mein Handy ein. Ich logge mich in die sozialen Netzwerke ein, ich schaue nichts an, gehe gleich auf mein Profil.

Es ist sieben Uhr früh.

Ich schreibe: »Jetzt ist es gewiss, mein Liebster kommt nicht mehr zurück.«

Ich werde mit Hunderten von Antworten überschüttet.

Alles fließt ineinander.

Seine große Liebe bei einem Terroranschlag zu verlieren ist ein Ereignis von gesellschaftlicher Tragweite. Es geht um Matthieu, aber nicht nur. Mit einem Mal trifft das Privateste auf die Geschichte, die verschiedenen Ebenen des Grauens überlagern einander, der Schmerz multipliziert sich. Mein ganzes Haus, mein Viertel, Paris, Frankreich, ja ein Teil des gesamten Planeten, sie alle beginnen, um den Mann meines Lebens zu weinen. Für einen Moment verspüre ich den Drang, mich zu Hause zu verkriechen, mich unter meinen Decken zu verlieren, einfach zu verschwinden, aber das ist unmöglich, die ganze Welt wartet auf mich.

Zusammen mit ganz Frankreich zu trauern tröstet und beraubt mich gleichermaßen, ich fühle mich sowohl gestärkt als auch enteignet. Mein Matthieu ist nicht der, von dem ich in den Zeitungen lese.

Nach der Nacht des 13. November habe ich den Fernseher mit dem festen Vorsatz ausgemacht, ihn nicht so bald wieder einzuschalten. Ich weiß nicht, wieso ich es am Montagmorgen doch wieder getan habe. Ich putzte mir gerade die Zähne, lief unruhig in der Wohnung hin und her und habe dabei den Fernseher ganz automatisch eingeschaltet.

Ich sehe ein Bild von der Place de la République, und die Stimme aus dem Off beginnt ihr trauriges Lied: »Er war Vater eines dreijährigen Sohnes, und im Frühjahr soll seine kleine Tochter zur Welt kommen …« Ich bleibe stehen und denke: O mein Gott, seine arme Frau.

Ich erkenne nicht gleich, dass da von mir die Rede ist. Ich war dabei, Mitleid mit mir selbst zu haben! Wenn es nicht so herzzerreißend wäre, hätte ich darüber lachen können.

Ich hatte mehrmals dieses Gefühl, gar nicht betroffen zu sein, neben dem Geschehen zu stehen. Als sprengte das alles die Dimensionen des Begreiflichen. Man hat mir erklärt, dass das ganz normal sei. Es nennt sich »emotionale Dissoziation«. Das ist eine starke psychische Schutzreaktion, die bei schweren traumatischen Schockzuständen eintritt. Eine Art Narkose, die der Körper selbst erzeugen kann, um den Schmerz auszuhalten. Ich habe es ausprobiert, das funktioniert gut, ich verpasse mir ordentliche Dosen!

Wenn ich dieses Phänomen beschreiben will, sage ich: »Ich bin eine Drohne.« Ich habe das Gefühl, über allen Situationen zu schweben, gewissermaßen von außen zu beobachten, was mit mir geschieht.

Manchmal lande ich und lasse die Realität wieder und wieder vor mir ablaufen, ich hämmere sie mir ein, um sie zu verinnerlichen und wirklich glauben zu können: »Matthieu wurde von Terroristen getötet. Ich bin noch keine fünfunddreißig und eine Witwe mit demnächst zwei Kindern.«

Die anderen erfassen das Grauen, das mir widerfährt, sehr viel schneller als ich. Als die ersten Meldungen eintreffen, richten sich die Scheinwerfer aus, und ich werde über Nacht zu einem seltsamen Tier, das die Menschen aufzuspüren versuchen oder dem sie lieber aus dem Weg gehen, je nachdem. Man braucht nur die Reaktion der Nachbarn oder der Eltern im Kindergarten zu sehen. Da gibt es diejenigen, die unbedingt mit mir reden wollen. Diejenigen, die sich fragen, wie ich überhaupt noch Lippenstift tragen kann. Diejenigen, die die Straßenseite wechseln, diejenigen, die so tun, als sei nichts geschehen, diejenigen, die mich mit gesenktem Kopf und einem verstohlenen Lächeln ansehen.

Man beobachtet mich.

In den Augen der anderen bin ich das geworden, was man ein »Opfer« nennt.

Und nur darüber definiert man mich.

Ich weiß, dass ich von nun an beim Essen in der Stadt diejenige bin, die alle kennen, die, die ihren Mann verloren hat. Die Leute reden über mich, reden über uns. Die Zeit der Anonymität ist vorbei. Jeder kennt meine

Geschichte. Ich beginne, Dinge über Matthieu zu lesen, über uns.

Das ist schwer zu ertragen.

Als ich Weihnachten in das kleine Dorf zurückkehre, in dem ich aufgewachsen bin, traue ich mich nur noch mit Kapuze auf dem Kopf und in einer Jacke aus dem Haus, die groß genug ist, um darunter meinen Bauch zu verstecken. Ich träume von dem Tag, an dem freudigere Nachrichten auftauchen, wenn man bei Google meinen Namen eintippt.

Aber noch bin ich durch die Katastrophe berühmt.

Dutzende Journalisten rufen mich an. Ich akzeptiere ein paar Interviewanfragen, aber nur sehr wenige. Ich bin hin- und hergerissen zwischen dem Wunsch, der Welt zu sagen, dass wir uns nicht unterkriegen lassen, und der Angst, damit zu übertreiben.

Ich bin mir bewusst, dass ich mit meinem blonden Haar, meinem dicken Bauch und diesem Lippenstift zum Symbol prädestiniert bin.

Ich beantworte oft die gleichen Fragen: Nein, ich verkörpere nicht die »Generation Bataclan«. Nein, ich verspüre keine Wut, ich habe zu viel damit zu tun, den Verlust meiner großen Liebe zu verkraften. Nein, ich erwarte nicht allzu viel von den Ermittlungen, die meinen endeten in dem Moment, als ich erfahren habe, dass Matthieu schnell gestorben ist, wahrscheinlich (hoffentlich) schon zu Beginn der Schießerei. Nein, ich bin nicht Mitglied in einer Opfervereinigung. Die einzige Vereinigung, die mich interessiert, ist meine »Keep Walking Crew«, die Vereinigung der Lebenden, die nach vorn sehen wollen.

Aber Vorsicht, das betrifft und verpflichtet nur mich, ich verurteile niemanden. Ich versuche einfach nur, so gut wie möglich zurechtzukommen, auf meine Weise. Mein Panzer ist auch so schon schwer genug zu tragen.

Ich weiß ja, dass wir im Zentrum dieser Anschläge standen und es verführerisch ist, aus uns allen eine einzige große Familie zu machen. Allein schon, wie viele Menschen ich bei der nationalen Gedenkveranstaltung im Hôtel des Invalides mit Wangenkuss begrüßt habe. Ein Treffen wie von alten Freunden. Trotzdem missfällt mir die Vorstellung, dass das Verbrechen nur eine Kategorie kennt, das erscheint mir zu simpel. Wir stehen im Fadenkreuz, weil wir frei sind.

Ich gehöre ebenso sehr zur »Generation Bataclan«, wie ich »Charlie« war oder jüdisch oder homosexuell oder ein von einem Feuerwerk fasziniertes Kind, ein alter Priester, ein Soldat oder eine Polizistin.

Ich bin – und ich lege großen Wert darauf, das auch zu bleiben – alles, was aus mir das Ziel eines Anschlags machen kann.

Ich könnte beinahe stolz darauf sein, wenn ich so etwas nötig hätte.

Der 13. November verändert den Blick der anderen auf mich. Und natürlich verändere auch ich mein Verhältnis zu den anderen. Ich verliere ungefähr zwölf Hautschichten, und meine Verletzlichkeit verleiht mir zumindest eine Gabe: die Gefühle anderer zu ergründen.

Sobald ich einem Menschen gegenüberstehe, durchschaue ich ihn. Diese Ereignisse legen jeden bloß, der mir in die Augen sieht. Keine gesellschaftlichen Konventionen halten dem stand, keine Höflichkeit, übrig bleibt nur noch der Mensch. Ich weiß inzwischen sehr schnell, mit wem ich es zu tun habe.

In einer elenden Novembernacht wurde ich, ohne darum gebeten zu haben, aus der Normalität gerissen.

Alles Vertraute ist aus meinem Leben verschwunden.

Ich habe meine Haut, den Planeten, das Sonnensystem gewechselt.

Etwas mehr als sechs Monate später frage ich mich, wann sich alles wieder beruhigen wird. Ich kann es kaum erwarten, und gleichzeitig frage ich mich, wie ich leben werde, wenn das Leben, das wahre Leben, seine Rechte endgültig wieder geltend macht.

Ich werde irgendwann umziehen.

Die Kinder werden aufwachsen.

Ich werde zweifellos wieder eine Arbeit finden, die mir Spaß macht.

Und dann, eines Tages, eines nahen Tages, werde ich den richtigen Platz finden, um diese Geschichte aufzubewahren. Wie eine Schachtel mit Erinnerungen mitten im Regal, in der ich manchmal kramen werde, um mich daran zu erinnern, dass das Leben ein Faden ist, der jederzeit reißen kann. Ein Faden, der die Menschen miteinander verbindet und so die schlichte Schönheit dessen entstehen lassen kann, was keiner Worte bedarf, um sich mitzuteilen.

Thelma

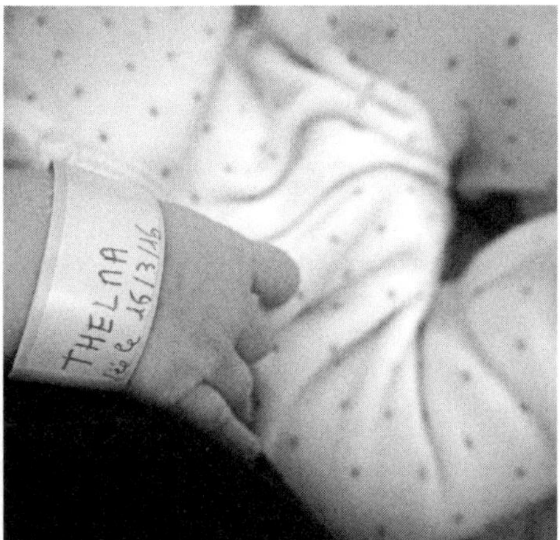

Ich bin im Département Savoie. Ende Februar bin ich hierhergekommen. Am 13. November war ich im fünften Monat schwanger, und die Aussicht, den letzten Schwangerschaftsmonat allein mit meinem dreijährigen Sohn zu verbringen, erschien mir nicht sehr vernünftig. Der Ort, in dem ich aufgewachsen bin, war eine naheliegende Wahl. Ich hätte mir nie vorstellen können, das einmal zu erleben: zu meinen Eltern zurückzukehren, um ein Kind zur Welt zu bringen, und gleichzeitig selbst wieder zum Kind zu werden.

Aber es gibt so vieles, was ich mir niemals hätte vorstellen können.

Ich fühle mich abgeschnitten. Abgeschnitten von meinem Leben, abgeschnitten von meiner Stadt. Ein weiterer Verlust. Meine Eltern sorgen sich rührend um mich, sie geben mir alles, was sie haben, alles, was sie sind, aber ich habe genug von dieser endlosen Abfolge unnormaler Situationen.

Es ist kalt, und die Tage sind lang. Gary geht nachmittags nicht in den Kindergarten. Ich muss ihn beschäftigen, und gleichzeitig weiß ich, dass die Geburt jeden Moment losgehen kann. Ich muss spielen und lachen, während meine Gedanken ganz von der bevorstehenden Ankunft dieses Babys ausgefüllt sind.

Der 15. März ist ein Tag wie jeder andere. Nichts scheint die Provinzroutine der Nebensaison erschüttern zu können. Gegen neunzehn Uhr gehe ich zu Laure, meiner Hebamme und inzwischen auch Freundin, die mich seit meiner Ankunft hier betreut. Ihre Praxis liegt gleich die Straße runter. Ich bin den ganzen Tag nicht draußen gewesen, die frische Bergluft weckt meine Lebensgeister.

Noch zwei Tage bis zum errechneten Termin. Natürlich wird es langsam anstrengend. Seit vier Monaten fürchten wir eine Frühgeburt, aber nein, meine Tochter hat sich geduldet. Manchmal ist das Leben doch gut.

Ich mag Laure. Sie ist immer fröhlich und lebhaft. Sie sprudelt. Wir brauchten nicht viele Worte, um einander zu verstehen. Sie weiß Bescheid. Sie weiß, dass ich stark bin, aber angespannt. Sie weiß, dass der Hintergrund ernst ist, auch wenn wir die ganze Zeit lachen. Sie weiß Bescheid.

Sie horcht mich ab. Vielleicht ist es heute Abend so weit. Vielleicht morgen. Wie jedes Mal. Ich beeile mich, um rechtzeitig zum Abendessen zu Hause zu sein. Mit kleinen, leichten Schritten trippele ich die Straße hinauf wie eine Gämse.

Während des Essens beginnt mein Bauch zu schmerzen. Ich versuche, das Essen und das Zubettgehen zu beschleunigen. Eine Geschichte, erkläre ich Gary, mehr nicht. Aber er will reden. Die Zeit dehnen, in meinen Armen sein. Er spürt, dass sich etwas zusammenbraut. Ruhig antworte ich auf seine Fragen, auch ich möchte unseren vielleicht letzten Abend zu zweit auskosten.

Um 21 Uhr 23 gehe ich aus seinem Zimmer.

Ich vergesse so viele wichtige Dinge, aber den Zeitpunkt, an dem ich Gary für seine womöglich letzte Nacht als Einzelkind zurücklasse, den habe ich mir gemerkt. 21 Uhr 23. Ich schicke Laure eine SMS: »Ich glaube, ich spüre so etwas wie Wehen.« Sie antwortet sofort, dass sie sich auf den Weg macht. Sie traut mir nicht. Sie sagt, ich hätte eine Art Schmerzresistenz entwickelt. Fünf Minuten später ist sie da.

Zum zweiten Mal an diesem Tag horcht sie mich ab. Ich beobachte jede Regung ihrer Augen oder ihres Mundes, um einen Hinweis darauf zu bekommen, was los ist.

Laure richtet sich wieder auf. »Okay, wir fahren. Es ist so weit.«

Wir brechen so hastig auf, dass wir nicht einmal mehr an meine Reisetasche denken.

Ich rufe nur noch meine Schwester an, um ihr zu sagen, dass ich ins Krankenhaus fahre. Sie bricht in Tränen aus. Ich sage meinen Eltern Bescheid. Sie sitzen vor dem Fernseher, wollen bald schlafen gehen. Ich bitte sie, auf Gary aufzupassen. Sie haben diesen Moment tausendmal geprobt, um auch ja bereit zu sein, doch jetzt überkommt sie unvermittelt Panik. Sie hassen Geburten, und diese mehr als alle anderen. Meine Mutter fängt an, im Zimmer auf und ab zu laufen, und mein Vater wiederholt immer wieder: »Was sollen wir denn machen? Was sollen wir denn machen, wenn er wach wird, und du bist nicht da?«

Ich betrete den Aufzug wie eine Apnoetaucherin, die in die Tiefe hinabsinkt, nicht unbedingt ängstlich, aber konzentriert. Ich atme tief ein, ich habe gelernt, meine eigenen Gefühle zu respektieren, ohne mich mit denen der anderen zu belasten. Sie werden es schon schaffen.

Es ist sehr windig an diesem Abend. Als wir vor dem Krankenhaus ankommen, scheint ein Baukran auf dem Gebäude zu liegen. Ich frage Laure, wie hoch die Wahrscheinlichkeit ist, dass ein Baukran am Abend der Geburt auf die Entbindungsstation kracht. Sie lacht. Die Frage klingt vielleicht komisch, aber seit November habe ich es nicht mehr so mit Statistiken. Wie hoch ist die Wahrscheinlichkeit, dass die Liebe deines Lebens ein Konzert in einem kleinen Pariser Konzertsaal besucht und zu den neunzig Menschen gehört, die von Terroristen getötet werden? Wie hoch?

In der Notaufnahme herrscht reger Betrieb: die Armbrüche eines Tages auf der Skipiste. Sie warten geduldig, immer noch in ihrer Funktionskleidung. Sie sehen aus wie traurige Astronauten.

Aber im zweiten Stock, auf der Entbindungsstation, ist alles friedlich.

Die Zeit steht still.

Die Nacht hüllt alles in Schweigen.

Das Wispern des fortschreitenden Lebens.

Meine Tochter kann geboren werden.

In einer kleinen Provinzstadt zu entbinden hat Vorteile, ich bin heute Abend die Einzige, die ein Kind bekommt. Das Personal ist startklar, bereit, jede Sekunde der Reise meiner Tochter in die Welt zu begleiten.

Da ist die diensthabende Hebamme, jung, sanft, professionell. Die Pflegehelferin, die schon einige Generationen von Müttern erlebt hat und ihren Beruf noch immer mit derselben Leidenschaft ausübt. Und natürlich Laure, meine gute Fee.

Im Kreißsaal herrscht eine eigentümliche Atmosphäre. Jeder weiß, dass wir einen seltenen Moment erleben werden.

Leben und Tod verschlungen, nicht in einem Kampf, eher wie eine Zusammenfassung unserer Existenz.

Einer dieser Momente, in denen man es sich erlauben kann, an Geister zu glauben.

Sie halten einen an der Hand, sie flüstern einem zu, dass alles gut wird, sie sind da.

Das ist gut.

Vier Frauen für ein kleines Mädchen. So könnte das Stück heißen, das wir spielen werden. Wir sind uns der Bedeutung der Rolle bewusst, die jede von uns übernehmen muss, damit alles gut geht. Wir wissen, dass die Partitur ein wenig knifflig ist, aber da müssen wir durch.

Ich bin der Dirigent.

Ich mache zwei, drei Witze, damit alle sehen, dass ich wohlauf bin, dann können wir raus auf die Bühne.

Ich bekomme sofort eine Periduralanästhesie. Ich kann nicht behaupten, dass ich bis dahin große Schmerzen gehabt hätte, aber die Narkose wirkt wie ein Angstlöser. Die Kleine wird auf die Welt kommen, ohne Schmerzen zu bereiten. Ich habe genug Schmerzen gelitten.

Ich entspanne mich. Ich werde in aller Ruhe auf die Ankunft meiner Tochter warten.

Wir sind so weit.

Schon nach ein paar Minuten verkündet die Hebamme, dass die Geburt kurz bevorsteht. Panik ergreift mich immer unvorbereitet. Es ist kurz vor dreiundzwanzig Uhr, fast genau die gleiche Zeit wie am 13. November letzten Jahres, als sie mir die Luft abschnürte.

Das Leben, der Tod.

Nein.

Heute Abend ist die Reihenfolge umgekehrt.

Der Tod, das Leben.

Heute Abend leben wir, nachdem wir gestorben sind.

Laure hat meine Panik gespürt. Sie bittet die anderen, uns ein paar Minuten allein zu lassen. Es ist Zeit für ihr Solo.

Sie nimmt meine Hand. Sie schweigt einen Moment und atmet dabei tief ein und aus. Sie gibt das Tempo vor. Sie steht rechts neben mir, lächelt und redet dann in ihrem etwas abgehackten Tonfall lange und ruhig auf mich ein. Ich weiß nicht, was genau sie sagt. Nur ihre Botschaft und ihre Entschlossenheit dringen zu mir durch.

Ich werde es schaffen.

Das Team kommt zurück. Wir nehmen Platz, jede hinter ihrem Notenpult.

Wir sind bereit, bereit für das finale Crescendo.

1 Uhr 12, blitzschnell ist Thelma da.

Ihr erster Schrei ist der Gesang, auf den das Orchester gewartet hat.

Ich habe Leben geschenkt!

Das ist Matthieu, das bin ich, und das ist Thelma!

Endlich reihen sich die Planeten auf, um meine Erde mit dem Glanz einer neuen Sonne zu erfüllen.

Die Hebamme legt mir meine Tochter auf den Bauch. Wir spielen die Geburtsszene aus dem König der Löwen nach. Die ganze Savanne strömt zum Königsfelsen. Die Natur ist schön, die Sonne geht auf. Jetzt kann uns nichts mehr geschehen. »Und im ewigen Kreis dreht sich unser Leben.«

Sie ist ganz warm, ganz weich. Sie riecht gut. Ihre Handgelenke sind faltig, wie ich es liebe. Ich drücke sie ganz fest, ich schnuppere an ihr, ich küsse sie wieder und wieder. Endlich werde ich ihr die ganze Zärtlichkeit schenken können, die sich in mir angesammelt hat. Jetzt sind wir zusammen. Ich brauche mich nicht länger zu fragen, was sie spürt, was sie wahrnimmt.

Sie ist *da*.

Ich werde sie so sehr verhätscheln, wie sie es mir erlaubt.
Ihr geht es gut, mir geht es gut.

Wir sind ein Wunder.

»Hallo, Thelma, ich bin deine Mama.«

So beginnt unser Gespräch.

»Hallo, Thelma.«

Zum ersten Mal seit dem 13. November spreche ich diesen Namen laut aus. Er hallt im Zimmer wider, und sofort sehe ich Matthieu mit einem Glas in der Hand in unserem Wohnzimmer sitzen. Es ist der 6. November, der Abend nach dem zweiten Ultraschall. Wir haben gesehen, wie unser Kind in meinem Bauch Purzelbäume schlug, und erfahren, dass es ein Mädchen ist. Langsam findet Matthieu die Sprache wieder. Seine Rührung klingt allmählich ab.

Er schaut mich an, und dann sagt er in seinem typischen, etwas theatralischen Ton der feierlichen Momente: »Thelma. Thelma. Was hältst du davon? Thelma klingt schön.«

Ja, mein Liebster, Thelma klingt schön.

Ich betrachte unsere Kleine. Und sie schaut mich an, weißt du. Ihre Augen sind rund wie die von Gary, groß wie der Moment und so intensiv wie das Blau unseres Himmels.

Wir verstehen einander.

Wir wissen Bescheid, alle beide.

Sie schaut mich an, und ich schaue sie an. Ich schaue sie an, und ich liebe sie. Als wäre sie schon immer da gewesen.

In dieser Nacht verspüre ich nicht den Drang zu weinen. Es ist Frühling geworden.

Ich spüre, wie mein Lächeln auf meinen Lippen aufblüht, das echte, das, welches ich nicht mehr kannte, welches mit Matthieu zusammen verschwunden zu sein schien.

Ich brauche mir keine Sorgen mehr zu machen. Ich werde mich nicht mehr fragen, ob ich Matthieu in ihr sehen werde, ob ich um ihretwillen traurig sein werde, um seinetwillen. Nein, das ist nicht der Weg, den ich gewählt habe.

In ihrem Gesicht liegt kein Unglück, nicht einmal ein Schatten.

Ich schaue Thelma an, und ich sehe nur Thelma.

Das Leben siegt über den Tod – dass dies nur vorübergehend so ist, kommt mir nicht in den Sinn.

Wir fangen noch einmal ganz von vorn an. Ab heute lernen wir alles wieder neu. Wir werden spielen und lachen. Wir werden uns als Ritter, Feen und Tiere verkleiden, wir werden Unmengen von Geschichten lesen. Wir werden Theaterstücke aufführen, kochen, Süßigkeiten essen und herumtoben. Miteinander kuscheln und vom Trampolin aus den Himmel berühren.

Wir leben, wir sind das Leben, das wird uns niemand wegnehmen.

Wir werden glücklich sein.

Dieses simple Versprechen ist die allerschönste Rache.

Ich schnappe mir mein Handy, alle müssen es erfahren.

»Guten Abend, bleibt mal dran, ich gebe euch jemanden weiter«, dann Thelmas hübsches Weinen. Alle sind aufgewühlt. Die Freude ist zurück.

Im selben Moment öffnet Gary ein Auge. Seit November wird er jede Nacht wach, um sich zu vergewissern, dass ich auch wirklich da bin. Sein wundes »Mama« zerreißt die Nacht. Manchmal rufe ich zurück, dass ich da bin, und er schläft sofort wieder ein, manchmal muss ich aufstehen und ihn lange streicheln, damit er zurück in den Schlaf findet.

Mein Vater nähert sich seinem Zimmer.

Er erinnert sich daran, dass er mir vier Monate zuvor die schlimmste aller Nachrichten ans Bett bringen musste. Heute Abend ist es anders, aber es lässt seine Hände genauso zittern.

Er beugt sich zu seinem Enkel hinunter, küsst ihn zärtlich und flüstert ihm ins Ohr: »Deine kleine Schwester ist geboren.« Meine Mutter folgt ihm, streckt die Hand über seine Schulter und hält das Foto, das ich ihr aufs Handy geschickt habe, in Richtung des Bettes.

Zwei Minenräumer gegen die Sorge meines Kleinen.

Gary betrachtet Thelma, Gary lächelt, Gary dreht sich um, Gary schläft wieder ein.

Eine Mama kommt immer zurück

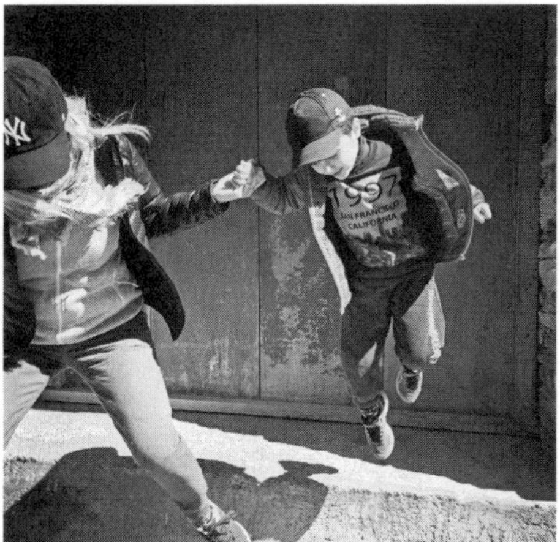

Gewohnheiten sind etwas Idiotisches. Man befolgt sie, ohne einen Gedanken daran zu verschwenden. Und dann, eines Tages, fehlen sie einem. Sie sind genauso idiotisch wie die Sätze, die man, ohne darüber nachzudenken, dem Kleinen sagt, bevor man für ein paar Stunden aus dem Haus geht und ihn mit dem Babysitter allein lässt. Ich fand die Worte, mit denen sich meine Schwester von ihren Kindern verabschiedete, schön und habe die Formulierung für mich übernommen: »Weißt du, mein Schatz, eine Mama kommt immer zurück. Also mach dir keine Sorgen, bis morgen.«

Matthieu hat sich stets geweigert, das zu sagen.

»Stell dir nur mal vor«, pflegte er mich aufzufordern, »ich würde aus irgendeinem Grund nicht mehr zurückkommen. Wie soll er dann noch eine gefestigte Persönlichkeit entwickeln?«

Ich erwiderte darauf, dass es mit einem derart pessimistischen Vater ohnehin schwierig werden würde, eine gefestigte Persönlichkeit zu entwickeln.

Kann es sein, dass er bereits wusste, dass er eines Tages nicht zurückkommen würde?

Ahnte er, dass ich unserem Kind würde verkünden müssen, dass das Unwiderrufliche, das Unvorstellbare geschehen war?

Nein. Das kann nicht sein.

Es kann nicht sein, und doch ist es passiert.

Eines Novemberabends hat Matthieu ein »Ich hab dich lieb, bis morgen« in den Nacken unseres Sohnes gehaucht, und eines Novembermorgens musste ich Gary sagen, dass sein Vater nicht mehr zurückkommen würde.

Ich komme von der Militärakademie nach Hause. Gary wartet auf mich. Gary wartet auf uns beide.

Er fragt, wieso sein Vater nicht bei mir ist.

Ich knie nieder, ich nehme ihn in die Arme, und ich sage: »Weil Papa tot ist.«

Ich schone ihn nicht.

Ich will keinen Unsinn, wie man ihn in schlechten Kinderbüchern liest: »Papa ist jetzt im Himmel« oder »Papa hat uns verlassen«.

Nein.

Drei Wörter.

Papa ist tot.

Diese ungeschminkte Wahrheit bin ich Gary schuldig, damit er genau weiß, was los ist, damit wir sofort mit unserem Kampf beginnen können. Dem Kampf gegen die Abwesenheit und das Vermissen. Es ist immer besser, zu wissen, gegen wen man kämpft.

Ich sage ihm, dass sein Papa bei einem Konzert war, dass böse Männer hereingekommen sind, um ganz vielen Leuten wehzutun. Sie wollten mit Gewalt ihre Art zu denken durchsetzen, und das ist wirklich keine gute Idee. Ich sage ihm, dass so etwas normalerweise nie passiert, dass wir wirklich böses Pech hatten.

Er bricht in Tränen aus. Er weint, er schreit, ein Wolfsgeheul.

Er begreift sofort.

Man kennt das Unwiderrufliche, wenn man drei Jahre alt ist und die ganze Zeit mit Dinosauriern spielt, die »gestorben sind und die man nie wiedersehen wird«.

Ich greife auf meine letzten Energiereserven zurück, um nicht zusammenzubrechen. Ich kratze allen Mut zusammen, der mir noch geblieben ist, um seinem Blick standzuhalten und ihm zu verstehen zu geben, dass ich immer da sein werde, um seinen Kummer aufzufangen. Ich errichte einen Staudamm vor den Tränen, die in meine Augen drängen, damit er sieht, dass ich stark sein werde, dass ich von nun an das Steuer in der Hand halten werde.

Ich balle die Fäuste so fest, dass mir beinahe die Finger brechen, um nicht hinauszuschreien, wie ungerecht ich es finde, einem Kind, meinem viel zu kleinen Jungen, so etwas antun zu müssen.

Ich nehme ihn in die Arme, ich drücke ihn an mich, noch fester.

Ich bin mir der Bedeutung und der Feierlichkeit dieses Augenblicks bewusst.

Hier in dieser Umarmung spüre ich zum ersten Mal, dass ich seine Mutter bin, vollkommen und ganz und gar seine Mutter.

Es ist wie eine Inthronisation, es macht keine Angst, es verpflichtet und definiert für alle Zeit.

Begleitet vom Schluchzen meines Kindes wächst in mir eine Gewissheit heran, die mich paradoxerweise stärker macht: Wir erleben gerade die ersten Minuten eines verrückten, fantastischen Mutter-Sohn-Abenteuers.

Es wird lang und schwer sein.

Aber schön.

Endlich weicht die Anspannung aus seinem Körper wie die Luft aus einem schlecht verschlossenen Ballon.

Und Gary kehrt zu seinen Dinosauriern zurück.

Inmitten der Trümmer spielt das Kind.

Das Leben wird weitergehen.

Als ich ihn an diesem traurigen Sonntagabend ins Bett bringe, schaut er mich mit seinen großen runden Augen an und beginnt, eine Liste all dessen zu erstellen, was sie nicht mehr zusammen tun werden. Die Liste all der Dinge, die Matthieu für immer mitgenommen hat.

»Mama?«

»Ja?«

»Papa und ich können nicht mehr zusammen Riesenrutsche rutschen?«

»Nein.«

»Ich kann nicht mehr morgens auf seinem Schoß sitzen und Kiwi essen?«

»Nein.«

»Keine Filme mehr samstagmorgens, wenn es regnet?«

»Nein.«

»Kein Fußballspielen mehr im Park?«

»Nein.«

»Kein Apfelkuchen mehr sonntagabends?«

»Nein, mein Schatz. Das auch nicht.«

Manchmal flüstere ich selbst die Liste der Dinge vor mich hin, die ich nicht mehr mit Matthieu tun werde. Sie hier aufzuzählen ist unmöglich, jeder kleine Strich ist Folter.

Xabi, einer meiner engsten Freunde, hat mir später erzählt, dass sie ihre Kinder am 13. November übers Wochenende bei Raphaëlles Eltern gelassen hatten. Sie wollten zwei ungestörte, romantische Tage verbringen. Am Morgen des 14. November verspürten sie das dringende Bedürfnis, sie wieder abzuholen und, wie er es sagte, sich ganz in die »wunderbare Welt der Kapla-Plättchen« zu vertiefen.

Ich habe sofort verstanden, was er damit sagen wollte. Denn ich habe das Gleiche getan.

Mit meinem Sohn gespielt.

Seit dem 14. November gab es für mich nichts Wichtigeres mehr.

Spielen, um zusammen zu sein.

Spielen, um nicht verrückt zu werden.

Ich hatte solche Angst davor, verrückt zu werden. Innerhalb einer Nacht hat ein Tsunami alles verwüstet, was wir waren, wie soll man so etwas akzeptieren? Wer immer in der Realität bleibt, droht irgendwann den Halt zu verlieren.

Das Spiel war unser Bunker.

Solange wir spielten, konnte uns nichts verletzen. Also haben wir gespielt, wie besessen. Wochenlang. Mutter / Sohn.

Wir haben die Namen aller Dinosaurier gelernt und die Pflanzenfresser von den Fleischfressern unterschieden. Wir haben Puzzles gelegt, die zu groß für uns waren. Haben Hunderte Seiten aus allen möglichen Geschichten gelesen. Ganze Seiten rot angemalt. Mutter / Sohn.

Wir haben Dutzende Male im Hausflur Fußball gespielt.

Und in allen versteckten Winkeln unseres Kummers wunderbare Hütten gebaut.

Wir wurden zu Kämpfern des Alltags. Hand in Hand. Mutter / Sohn.

Wir stürzten uns in jeden Moment wie in eine Schlacht. Wir standen an Bord desselben Schiffes, bedroht vom selben Sturm, und hielten abwechselnd das Steuer. Es war, als lernten wir uns noch einmal neu kennen, ohne Täuschung, ohne uns hinter Verpflichtungen, Routine oder dem Blick der anderen zu verstecken. In meinem Bauch klatschte uns seine Schwester Beifall, ich spürte ihre kleinen Bewegungen.

Mein Sohn ist ein außergewöhnlicher Mensch.

Er ist mein Sohn, und ich bin seine Mutter. Das weiß ich jetzt und für alle Zeit: Es steht auf unseren Knien geschrieben, wenn wir einen Turm bauen. Es steht in unsere Handflächen graviert, wenn wir Hand in Hand gehen. Komm, Gary, komm, Mama, wir gehen den Weg bis zum Ende.

Die Tage begannen zu vergehen.
Einer nach dem anderen.
Thelma rundete meinen Bauch.
Wir spielten immer noch.
Und die Nächte begannen zu vergehen.
Eine nach der anderen.
Wir spielten weiter.

Nach und nach legte sich die Dringlichkeit. Der Wahnsinn, der uns belauerte, verlor die Lust.

Er hat nicht bekommen, was er wollte. Wir haben ihn gemeinsam besiegt. Mutter / Sohn.

Wir haben uns gerettet.

In den Tagen, nachdem ich ihm gesagt habe, dass sein Vater tot ist, wird Gary immer wieder von fürchterlichen Wutanfällen heimgesucht. Es überkommt ihn ganz plötzlich, ohne erkennbaren Anlass. Er wird knallrot und tobt wie ein Besessener. Er ist angsteinflößend, sein Schmerz bricht uns das Herz.

Ich bin die Einzige, die den Kampf aufnehmen kann. Ich bitte diejenigen, die gerade bei uns sind, uns allein zu lassen. Da muss ich durch. Ich beiße die Zähne zusammen, ich ringe mit seiner Wut, manchmal so sehr, dass ich ihn auf den Boden drücken muss, damit er aufhört, damit er niemanden verletzt. Wir liegen beide auf dem Boden, mein dicker Bauch ruht auf seinem Rücken. Ich drücke ihn so fest an mich, wie ich kann.

Wir sind zwei verletzte Tiere mitten im Wald.

Nach einer Weile lockert sich seine Anspannung. Er beginnt zu weinen. Es ist vorbei.

Die Liebe einer Mutter ist grenzenlos, selbst wenn sie weiß, dass sie nichts ausrichten kann.

Meine Aufgabe besteht nicht darin, die Leerstellen auszufüllen, sondern vielmehr, ihm beizubringen, damit umzugehen. Meine Trauer und seine Trauer sind Schwestern, aber sie sind beide einzigartig. Ich weine um den Mann meines Lebens, er hat seinen Vater verloren.

Ich weiß nicht, was es bedeutet, ohne Vater aufzuwachsen. Meine Mutter, die ihren eigenen Vater mit fünf Jahren verlor, hat nie mit mir darüber reden können, aber ihre Hilflosigkeit angesichts von Matthieus Tod hat mir gezeigt, dass die Wunde nicht verheilt ist. Ich kann mir nicht vorstellen, welchen Abgrund Matthieus Abwesenheit im Inneren meines kleinen Jungen aufreißt. Ich kann ihm nur zeigen, dass nicht alles zusammengebrochen ist, dass der andere Pfeiler noch da ist, so unerschütterlich wie nur irgend möglich, dass er sich auf mich verlassen kann.

Seit dem 13. November widme ich Gary meine ganze Zeit. Jeden Abend streichle ich seinen zarten, hellen Bauch, bis er eingeschlafen ist. Ich singe so oft »ein schönes Lied«, wie er es möchte. Ich gehe jede Nacht zu ihm und gebe ihm einen Kuss, wenn er nach mir ruft, um sich zu vergewissern, dass ich da bin. Ich bringe ihn jeden Morgen in den Kindergarten und bin immer diejenige, die ihn badet.

Tun, tun, tun. Funktionieren, um ihm Sicherheit zu geben.

Und trotzdem. Nichts hilft gegen das Schwindelgefühl, das ich verspüre, wenn ich ernsthaft darüber nachdenke. Ich kann das tun, das alles und noch mehr, aber ich weiß immer noch nicht, wie ich einem Kind Vertrauen zurückgeben soll, dessen Papa eines Abends weggegangen ist, »Bis morgen« gesagt hat und nie wiedergekommen ist.

Wie soll ich ihm begreiflich machen, dass das, was passiert ist, nicht normal ist? Dass es ein Irrsinn war, der sich für uns (ganz bestimmt) nicht wiederholen wird?

Dass er sich keine Sorgen zu machen braucht, wenn ich weggehe, weil ich wieder zurückkommen werde?

Ist das überhaupt möglich?

Seit ein paar Wochen gestatte ich es mir, ab und zu abends wegzugehen. Dazu haben wir ein neues Ritual entwickelt: das Plädoyer, um Gary zu beruhigen. Meine Argumentation ist mittlerweile ziemlich ausgefeilt. Wenn er »Bis morgen« sagt, habe ich gewonnen, ich nehme rasch meine Jacke und gehe.

Und dann stehe ich ein wenig verloren unten auf der Straße.

Ich würde lügen, wenn ich meine Angst leugnete.

Mir darf nichts passieren.

Nein.

Sie haben nur noch mich.

Ich wünsche mir so sehr, ich könnte wieder glauben, dass eine Mama immer zurückkommt.

Ich wünsche mir so sehr, dass Gary mit der Zeit lernt, keine Angst mehr zu haben, wenn er mich weggehen sieht.

Ich wünsche mir so sehr, dass meine Kinder mit der Überzeugung aufwachsen, dass das Unerwartete nur aus schönen Überraschungen besteht.

Ich wünsche mir so sehr, dass diese Geschichte uns nicht in der Angst vor allem, was passieren könnte, erstarren lässt.

Ich wünsche mir so sehr, dass sie trotz allem Vertrauen haben.

Ich wünsche mir so sehr, dass sie aufwachsen und die Schönheit der Welt mit offenen Armen annehmen.

Ich wünsche mir so sehr, mir sagen zu können, dass sie eines Tages leichten Herzens zu ihrem ersten Konzert aufbrechen werden.

Ich wünsche mir so sehr, mir sagen zu können, dass ich dann nicht zittern werde.

Das wünsche ich mir so sehr.

Leben

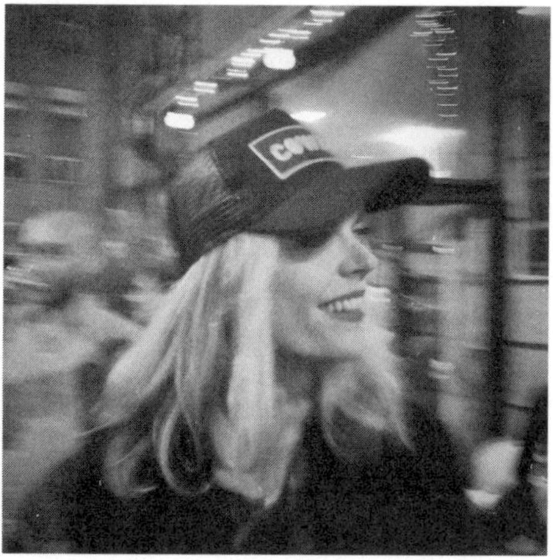

Heute werde ich fünfunddreißig, das steht im Kalender: 12. Mai 2016.

Ich wache in Paris auf. Meine Eltern, die Kinder und ich sind vor zwei Tagen angekommen. Nach fast drei Monaten Exil in der Provinz muss ich endlich wieder das Gedränge der Stadt spüren, meine Freunde sehen, Thelma ihr Zuhause zeigen.

Und in meinem neuen Zimmer schlafen. Während unserer Abwesenheit hat Jeanne, eine befreundete Architektin, einiges verändert. Wir haben die Zimmer getauscht: Ich bin in Garys Zimmer gezogen und habe ihm und Thelma dasjenige überlassen, welches ein paar Jahre lang das unsere war.

Jetzt habe ich meinen Raum für mich. Ich kann »mein Zimmer« sagen, ohne dass mir der Boden unter den Füßen weggezogen wird. Ich kann mir meine Zukunft darin vorstellen. Ich kann mir DVD-Abende vorstellen, wilde Kitzelschlachten und Fiebernächte. Ich bin zufrieden, ich fühle mich wohl.

Dabei habe ich mich kaum an den Gestaltungsentscheidungen beteiligt, ich habe Jeanne vertraut. Ich mag das Kopfende des Bettes, auf dessen Rand ich Bücher oder Schwarz-Weiß-Fotos stellen kann, ich mag die in Weiß und Beige gehaltene Seegraswolke um das Bett herum. Ich mag die beiden Korbspiegel an der gegenüberliegenden Wand. Sie sehen aus wie zwei lachende Augen, und ich weise ihnen sofort die Rolle von Albtraumfängern zu.

Nur eines habe ich gleich nach unserer Ankunft noch geändert, um mich komplett wohlzufühlen: Mühsam habe ich Matthieus Kontrabass ans Fenster gerückt. Ich erinnere mich an den Tag, als ich ihn mit diesem riesigen Instrument ankommen sah, da habe ich begriffen, dass das mit uns etwas Ernstes war.

Er zog richtig ein.

Heute werde ich fünfunddreißig, und ich bin zu Hause.

Ich erwache in einem fast neuen Zuhause. Mit meinen beiden Kindern und meinen Eltern. Ich gehe in die Küche, um zu frühstücken. Ich denke an die ersten Tage nach dem 13. November zurück. Damals wusste ich noch nicht, dass zu Beginn das Aufwachen am grausamsten ist. Nach ein paar Stunden Schlaf und Aufschub beginnt der Albtraum wieder von vorn. Jeden Morgen derselbe Ablauf: Man muss den Horrorfilm erneut an sich vorbeiziehen lassen, sich die Geschichte wieder vergegenwärtigen und dann die kaum vorhandenen Energiereserven zusammenkratzen, um in Gang zu kommen.

Ich öffne den Kühlschrank, und mein Blick fällt auf ein Foto, das daneben an der Wand hängt. Ein Foto, aufgenommen am 12. Mai 2015, auf den Tag genau vor einem Jahr. Es zeigt mich mit einem strahlenden Lächeln, Gary sitzt auf meinem Schoß. Wir sind beinahe gleich angezogen: Ich trage eine Bluse mit weißen und blauen Längsstreifen und Gary ein quergestreiftes Langarmshirt in denselben Farben. Wir haben gerade zusammen die Kerzen zu meinem vierunddreißigsten Geburtstag ausgeblasen, und ein Kranz aus Rauch umgibt uns, beschützt uns.

Das war vor einem Jahr, es war vor tausend Jahren. Am 12. Mai 2015 war Thelma noch nicht in meinem Bauch, und Matthieu war quer durch Paris gefahren, um meinen Lieblingsnachtisch zu besorgen.

Ich betrachte das Foto und spüre kaum etwas. Weder Wehmut noch Traurigkeit. Ich erkenne mich nicht wieder, das ist alles. Das bin nicht mehr ich. Ich kann mir vorstellen, dass ich eines Tages beim Anblick dieser Bilder aus einer vergangenen Zeit Zärtlichkeit empfinden werde, aber im Moment bleibt die EEG-Linie einfach nur flach. Ich stelle keine Verbindung zu den negativen Emotionen her: Ich kann noch so viele Fotos von uns anschauen, als wir lebendig waren, glücklich waren, es ruft nichts Besonderes in mir hervor. Ich weiß nicht, ob das normal ist.

Ich schließe den Kühlschrank. Ich trinke Orangensaft direkt aus der Flasche. Es ist lange her, seit ich zum letzten Mal zu Hause war. Es tut gut, hier zu sein.

Mit jedem Schluck taucht ein anderes Bild aus den vergangenen sechs Monaten vor meinem geistigen Auge auf. Wie in einer Diashow sehe ich die Etappen, die wir zurückgelegt, die Berge, die wir bestiegen haben. Mir wird schwindlig, und ich bin beeindruckt. Ich wollte, dass wir auf den Beinen bleiben, und wir haben niemals gewankt.

Heute werde ich fünfunddreißig, und ich bin größer als zuvor.

Im Badezimmer, das sich nicht mehr mit dem Dampf von Matthieus Dusche füllen wird, mache ich mich zurecht. Heute Morgen habe ich einen Termin bei einem Verlag.

Pascal hat das organisiert. Mein Vetter Pascal, der Koch, der nach dem 13. November jeden Tag Essen für die ganze Familie angeschleppt hat. Mein Vetter Pascal, der Marathonläufer, der jede Woche zu uns gelaufen kam, um mit Gary im Flur Fußball zu spielen. Mein Vetter Pascal, der Schriftsteller, der zusammen mit meinem Psychologen und einigen anderen Freunden und Verwandten in mir den Wunsch geweckt hat, dieses Buch zu schreiben.

Schreiben interessiert mich, aber veröffentlichen – also öffentlich machen – ist etwas ganz anderes.

Ich beschließe, nicht allzu viel zu grübeln. Ich höre auf meinen Instinkt, bisher war er mir ein guter Verbündeter. Als ich das Verlagsgebäude von Lattès verlasse, habe ich das Gefühl, dass mich das alles ein bisschen überfordert, aber ich mache mich an die Arbeit.

Ich mag die Vorstellung, eine Spur zu hinterlassen, seit Matthieus Tod bin ich davon sogar geradezu besessen:

Ich halte alles fest, was ich zur Seite legen kann, was beweist, dass er existiert hat. Dass er Ringe trug, ein Parfüm und sogar schmutzige Socken.

Er wird so viel länger tot sein, als er gelebt hat.

Ich werde für mich schreiben, aber auch für meine Kinder. Ich möchte ihnen unsere Geschichte zugänglich machen. Sie werden wissen, dass irgendwo im Regal ein Buch steht, das ihnen, wenn sie dafür bereit sind, erzählen kann, wie sehr ihr Vater und ich uns geliebt haben und welch wunderbaren Kampf wir geführt haben, um seine Abwesenheit zu überleben.

Mir gefällt die Vorstellung, dass ein Teil von Matthieu in einem Buch lebt. Sie waren schon immer meine Zuflucht und meine Ozeane.

Ein Buch ist ein schöner Platz für einen Toten.

Ich werde mich an einen Tisch setzen, meine Gedanken sammeln, meine Gefühle ordnen und für alle Zeiten festhalten, was wir waren und was wir sein werden.

Es wird Zeit.

Dieses Buch wird eine Abfolge von Momentaufnahmen sein. Ich weiß genau, dass sich nach einer Weile der Ton verändern wird, einzelne Details werden verschwimmen.

Ich muss diese Geschichte aus mir herauslassen, sie niederschreiben.

Heute werde ich fünfunddreißig, und ich beschließe, ein Buch zu schreiben.

Ich hatte mich vor diesem Datum gefürchtet, meine Geburtstage waren für Matthieu immer so wichtig, dass er schon ab dem frühen Morgen herumwuselte, um mich zur Königin des Tages zu machen. Aber dieser Tag ist gar nicht so schlimm. Er geht vorbei, einfach so. Ich bin mit meinen Kindern zusammen, schaue sie an, berühre sie, rieche sie, und alles findet seinen Platz, ich verwurzele mich.

Am späten Nachmittag treffe ich mich mit Antoine in einem Straßencafé. Wir haben uns seit dem 13. November ein paar Mal gesehen. Er ist das einzige »Opfer«, mit dem ich Kontakt halte, weil er sich genau wie ich weigert, eines zu sein.

Wir bestellen ein Glas Rosé. Und dann trinken wir drei in nicht einmal einer Stunde. Er erzählt von sich, ich erzähle von mir, wir reden über die Geschichte, die uns verbindet, aber auch über anderes. Ein sanfter Rausch, ein seltener Moment der Leichtigkeit.

Ich lade ihn zu der Geburtstagsfeier ein, die ich in letzter Minute mit meinen Freunden organisiert habe.

Er sagt Ja.

Trauer erlaubt Spontaneität, und wenn sich unversehens eine Gelegenheit ergibt, unbeschwert zu sein, lassen die Kämpfer sie nicht verstreichen.

Ich freue mich, dass er mitkommt.

Wir nehmen ein Taxi. Ich bitte den Fahrer, uns ein Stück vorher rauszulassen. Ich habe mich mit den anderen im Cannibale verabredet, der Bar von Nadia und Ludo, in die Matthieu und ich schon gingen, bevor wir uns mit ihnen angefreundet haben.

Die Rue Jean-Pierre-Timbaud ist eine abschüssige Straße, und wir gehen sie hinunter, zu meinen Freunden, die auf mich warten. Ich habe so oft gesagt, dass ich seit dem 13. November einen Berg pro Tag besteige, dass es mich berührt, nun zu ihnen hinunterzugehen. Ich habe noch einige lange Wanderungen zu bewältigen, aber das Erklimmen der höchsten Gipfel liegt zweifellos hinter mir.

Sie sind da. Meine Freunde, meine Wahlfamilie. Meine »Keep Walking Crew«: Fabienne und Yves natürlich, aber auch Marie-Aimée, Bob, James, Alice, Harold, Solon, Nath, Nico, Hadrien, Anna, Xabi, Raphaëlle, Pablo, Marion, Carine, Mounia, Simoune, Stéphanie, Jean-Philippe, Pascal, Maxime, Étienne, Nadia, Ludo, Delphine, Laurent, Julien, Sab, Jeanne, die Christophes, die Maths, die Marines, die Maries, Kitzia, Oliv. Sogar Charles und Gesa sind gekommen.

Ich küsse sie. Ich umarme sie, ich will sie ganz nah bei mir spüren.

Ich denke an den Abend des 17. November zurück, im Joséphine, Ludos anderer Bar, zwei Straßen von hier entfernt. Vier Tage nach der Katastrophe hatte ich das Bedürfnis, all unsere Freunde zu versammeln. Ich hatte ein paar Mails und SMS verschickt, und fast zweihundert sind gekommen. Wir haben gute Musik gehört, sie haben alten Whisky getrunken.

Sie alle waren ein Teil von Matthieu. Ich hatte diesen Abend organisiert, um die verschiedenen Aspekte seiner Persönlichkeit zusammenzufügen. Alle, die er liebte, an einem Ort zusammenzubringen gab mir das Gefühl, wir könnten ihn lebendig erhalten. Indem wir das Puzzle seiner Freundschaften zusammensetzten, würde er noch ein bisschen bei uns bleiben.

Auf die Tafel hinter der Theke hatten wir in goldenen Buchstaben »Keep walking« geschrieben, und seitdem hat niemand unser Motto weggewischt. Immer weitergehen.

Heute ist der 12. Mai 2016, mein Geburtstag, fast auf den Tag genau sechs Monate nach dem Wendepunkt in meinem Leben. Der Rosé fließt in Strömen.

Es ist dunkel, und Paris gewährt mir Wiedergutmachung.

Ich habe keinen dicken Bauch mehr, den ich schützen muss. Meinen Kindern geht es gut, sie schlafen bestimmt gerade ein, meine Eltern sind bei ihnen. Meine Freunde sind da, so wie früher. Sie verpassen keine Verabredung.

Ich trinke ein Glas Wein und schließe die Augen. Ich höre Solons Lachen, höre, wie Nadia Marie-Aimée neckt. Ich höre, wie Nath von seiner neuesten großen Liebe erzählt. Ich höre Marine über das Hosenlabel sprechen, das sie gerade gegründet hat. Ich höre, wie Harold alle zum Lachen bringt. Ich höre Alice' singenden Tonfall. Ich höre das Klirren der Gläser, ich höre die Geschichten an den übrigen Tischen, ich höre draußen das Murmeln der Stadt, und in meinem Nacken spüre ich Matthieus Atem, der mein Herz am Schlagen hält.

Alles verschwimmt, und das fröhliche Lärmen wird zu einer Melodie, der Melodie meines neuen Lebens.

Ich trinke noch ein Glas. Mir ist ein bisschen schwindlig.

Für einen Abend kann ich doch auch einmal meinen Panzer ablegen.

Ich lasse den Kopf auf die »Cowboy«-Kappe sinken, die Marie mir geschenkt hat, und ich lache, lache über alle Witze.

Heute werde ich fünfunddreißig, und ich liebe noch wie zuvor.

Gedicht, geschrieben von Matthieu
vor einem langen Aufenthalt in Lissabon

Ich sehe dich wundervoll

Ich komme, mich für mein
Dasein zu entschuldigen
Den Arm gewappnet
Mit Abendblumen

um heimlich die Skizze
zu stehlen
Ein goldenes Schimmern
Im spiegelnden Auge

Ich sehe dich wunder-
voll
und gehe fort.

Das heißt, das Leben zu
verknüpfen mit meiner
Angst

Vor den Schreien des
Schicksals
Und dir zu gehören.

Vorangetrieben vom
Schwung
Des Alles oder Nichts
Kalter Tage

Der Tage, an denen man
das Leben trinkt
Das vorbeizieht
In seiner Parade

Ich glaube an die Zeit,
die für uns innehält
An ihre Augenwinkel
Ohne zu viele Tränen.

Ich sehe dich wundervoll
Und gehe fort.

Ich stehe an der Schwelle
des Weges
Vor deiner Tür
Vor deiner Stimme

Trau dich, klingt es
plötzlich
Im Lärm

Des klopfenden
Herzens

Du lachst ein wenig und
Die fest verschlossene Tür
Vergeht

Die Abwesenheit ein
singender Morgen
Wir werden ihn sehen
Diesen künftigen Tag

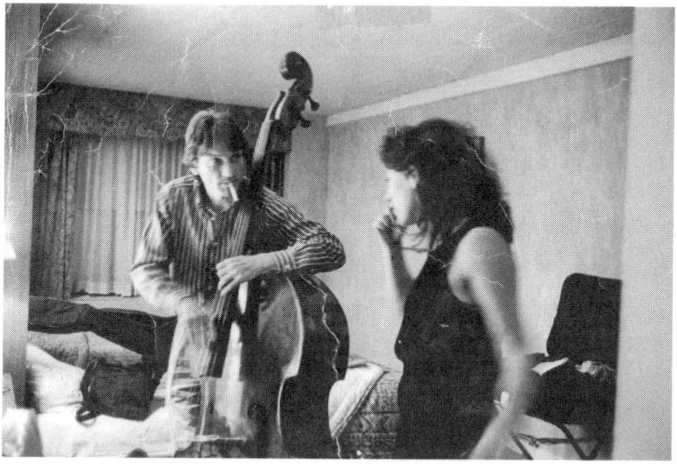

Matthieu avait choisi cette photo sur
les quais de la Seine.
Il ne s'en séparait jamais.
Elle est toujours sur son bureau.

Aurélie

Dieses Foto hat Matthieu am Seine-Ufer gekauft.
Er hat sich nie davon getrennt.
Es steht immer noch auf seinem Schreibtisch.

Aurélie